○×問題でマスター 解剖生理

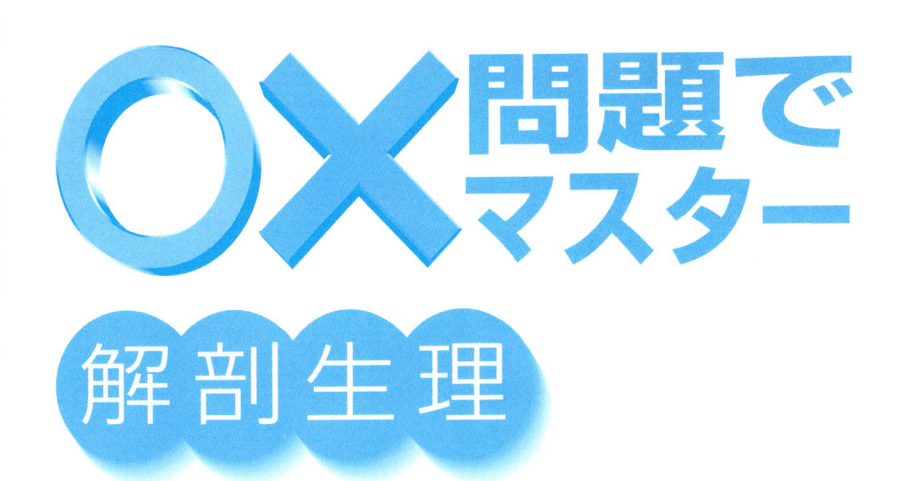

石橋 治雄 編著

医歯薬出版株式会社

序

　時代の変化と科学の進歩による医療の高度化は，それぞれの医療分野に従事する専門職にその質の向上や重い責任を課するようになっている．

　各専門職種での基本的知識，技能はいうに及ばず，倫理面などの幅広い知識の必要性が指摘される．コメディカルスタッフのための国家試験においても，医師の国家試験と同じように，必修問題，各試験科目別問題とが出題されるように変更がなされ，その国家試験出題基準が出版されるとともに，試験の範囲，内容などが具体的に公表されている．

　本書は範囲の広い解剖生理を短時間に無理なく学べることを第一に考え，やさしい○×形式の問題に解答することで，いつのまにか今後の国家試験に重要かつ必要と思われる解剖生理の要点を学習できるように心がけた．したがって，過去15年間の柔道整復師，あん摩マッサージ指圧師，はり師，きゅう師，看護師，理学療法士などの資格試験，国家試験の問題を収集，整理し，問題を作成し，解説を行った．

　これらの問題を通して解剖学，生理学の要点の確認，記憶の整理を行い，自らの学習に役立てるとともに，試験勉強の準備の一助となれば，著者として幸甚の至りである．

　国家試験の問題の収集，整理は，東京衛生学園専門学校（故）伊東一郎副校長にお願いしました．また数年以上にわたり相談を重

ね，どのような問題集にすればいいのか，問題と解答を何回も作成しては作り直しました．伊東先生に深く謝意を表します．

　最後にご協力と助言をいただいた東京衛生学園の後藤修司理事長，森俊行先生，山本三代子先生，河内晴彦先生，神奈川衛生学園の後藤治久校長，神奈川柔道整復専門学校の平井法博校長，帝京医学技術専門学校の関根正学科長，大野均先生，甲斐範光先生，郡佳子夫妻，北豊島医療専門学校の諸氏，そのほか高橋裕三先生，日本健康医療専門学校の森布美子嬢に心から感謝いたします．また本書の執筆にあたり企画，内容，校正など，数々の助言と協力を頂いた医歯薬出版の竹内大氏に深く謝意を表します．

平成 15 年 6 月

　　　　　　　　　　　　　　　石　橋　治　雄

本書の特徴と使い方

　本書は○×方式で問題の解答をしてゆく中で，自然に内容が理解できるように企図されている．

1. 問題と，解説と解答を左右に分け，示した．
2. 解説にあたっては，簡明であることを心がけた．
3. 解答は，解説の下，点線の右側に，○×で示した．
4. キーワード，難読語などにアンダーラインと番号（①〜）を付し，点線の下に，その読みを示した．
5. 問題の先頭に□を付した．結果のチェックに利用できる．
6. 解答と解説は真ん中で二分でき，中心で折って利用もできる．
7. 問題の作成に当たっては国試のためのガイドラインに準拠した．国試の準備が効率よくできる．
8. 解剖学・生理学をいつでもどこでも学べるように，ハンディなB6判とした．
9. 添付の下敷きを用いることで，問題への解答，漢字の読み方など，何回でも記憶の確認ができる．

問題と解説の例：p. 139 参照

●1　ステロイド型のホルモンは卵巣か
□　らも分泌される．
□

①　ホルモンは，化学構造によりポリペプチド型，ステロイド型，アミン型の3種類に分類される．ステロイド型ホルモンはコレステロールから合成され，①副腎皮質，②精巣，卵巣から分泌される．

① ふくじんひしつ/② せいそう　　　　　　　　　　　　　　　　　　　　○

解説を読めば，ホルモンの構造による分類3種，ステロイドホルモンの分泌器官3種である．国家試験は4肢択一形式になっているので，下記の例1, 2のように，視床下部，視床下部ホルモン（ペプチド型，水溶性），またはその他のホルモンや内分泌器官を加えれば4肢択一形式の問題と解答が，自分でも作成したり，考えたりできるように解説した．そのため，効率よく国家試験の勉強の準備ができる．

例1　コレステロールから合成されないホルモンはどれか．
　　1．副腎皮質ホルモン，2．精巣ホルモン，3．卵巣ホルモン，4．視床下部ホルモン
　　（正解 4）

例2　ペプチド型のホルモンを分泌する器官はどれか．
　　1．副腎，2．精巣，3．卵巣，4．視床下部
　　（正解 4）

もくじ

序 ……………………………… iii
本書の特徴と使い方 …… v

▼第1章　人体解剖学概説
1. 人体の区分 ………………………………… 1
2. 細　　胞 ………………………………… 2
   2.1 細胞の構造　2.2 細胞分裂
3. 組　　織 ………………………………… 4
   3.1 上皮組織　3.2 結合支持組織　3.3 筋組織
   3.4 神経組織
4. 人体の初期発生 ………………………… 11

▼第2章　運動器系
1. 骨 ……………………………………………… 13
   1.1 骨の形態と構造　1.2 骨の発生と成長
2. 骨の連結 …………………………………… 15
3. 筋 ……………………………………………… 16
4. 頭・頸部の解剖 ………………………… 17
   4.1 頭蓋の構成　4.2 眼窩と副鼻腔　4.3 泉門
   4.4 頭蓋の連結　4.5 頭部の筋　4.6 頸部の筋
5. 体幹の解剖 ………………………………… 21
   5.1 体幹の骨と椎骨の特徴　5.2 脊柱
   5.3 脊柱の関節と靱帯　5.4 胸郭を構成する骨
   5.5 背部の筋　5.6 胸部の筋　5.7 横隔膜
   5.8 腹部の筋
6. 上肢の解剖 ………………………………… 28
   6.1 上肢の骨　6.2 上肢帯の関節と靱帯
   6.3 自由上肢の関節と靱帯　6.4 手の関節と靱帯
   6.5 上肢帯の筋（肩甲部の筋）　6.6 上腕の筋

vii

6.7 前腕の筋　6.8 手の筋
　　7. 下肢の解剖 ……………………………………… 38
        7.1 下肢の骨　7.2 下肢の関節と靱帯　7.3 下肢帯の筋
        7.4 大腿の筋　7.5 下腿の筋

▼第3章　脈管系（循環器系）

　　1. 脈管系概説 ……………………………………… 55
        1.1 体循環と肺循環　1.2 血管の種類と構造
        1.3 血管の吻合
　　2. 心　臓 …………………………………………… 57
        2.1 心臓の位置　2.2 心臓壁の構造
        2.3 心臓の内腔（弁口と弁）　2.4 心臓に出入りする血管
        2.5 心臓に分布する血管と神経　2.6 刺激伝導系
        2.7 心膜
　　3. 動　脈 …………………………………………… 61
        3.1 大動脈（上行大動脈，大動脈弓）
        3.2 大動脈弓とその枝　3.3 鎖骨下動脈とその枝
        3.4 胸大動脈とその枝　3.5 腹腔動脈とその枝
        3.6 上腸間膜動脈とその枝　3.7 腎動脈
        3.8 頭・頸部の動脈　3.9 上肢の動脈
        3.10 骨盤部の動脈　3.11 下肢の動脈
　　4. 静　脈 …………………………………………… 69
        4.1 上大静脈と下大静脈
        4.2 頭・頸部の静脈（硬膜静脈洞を含む）　4.3 上肢の静脈
        4.4 下肢の静脈　4.5 奇静脈系（奇静脈，半奇静脈）
        4.6 門脈系
　　5. リンパ系 ………………………………………… 74
        5.1 リンパ本幹（胸管，右リンパ本幹）
        5.2 脾臓の位置，形態
　　6. 胎児循環 ………………………………………… 75
        6.1 臍帯の血管
        6.2 胎児の血液循環（静脈管，卵円孔，動脈管）

▼第4章　血液と循環

1. 血　　液 ･･････････････････････････････････････ 77
   1.1 血液の働き　1.2 血液の組成　1.3 血液凝固
   1.4 血液型
2. 心臓の機能 ････････････････････････････････････ 82
   2.1 心筋の性質と刺激伝導系　2.2 心臓のポンプ作用
   2.3 拍出量と血液量
   2.4 心周期に伴う諸現象（心音と心電図）
3. 血　　圧 ･･････････････････････････････････････ 85
4. 循環の調節 ････････････････････････････････････ 86

▼第5章　消化器系

1. 口　　腔 ･･････････････････････････････････････ 89
   1.1 口腔（口蓋，歯）　1.2 舌，唾液腺
2. 咽　　頭 ･･････････････････････････････････････ 90
3. 食　　道 ･･････････････････････････････････････ 91
   3.1 位置，狭窄部，構造　3.2 食道壁の構造
4. 胃 ･･ 92
   4.1 位　置　4.2 胃壁の構造（胃腺を含む）
5. 小　　腸 ･･････････････････････････････････････ 93
   5.1 小腸の区分と構造　5.2 十二指腸
   5.3 空腸，回腸（輪状ヒダ，腸絨毛，パイエル板）
6. 大　　腸 ･･････････････････････････････････････ 95
   6.1 大腸の位置，外形，区分
   6.2 結腸の構造（結腸膨起，結腸半月，結腸ヒモ）
   6.3 直　腸
7. 肝臓・胆嚢 ････････････････････････････････････ 96
   7.1 位置，区分，構造　7.2 肝臓に分布する血管
   7.3 胆嚢，分泌経路
8. 膵　　臓 ･･････････････････････････････････････ 99
9. 腹　　膜 ･･････････････････････････････････････100
   9.1 腹膜腔　9.2 腸間膜（壁側腹膜，臓側腹膜）

9.3　腹膜後器官
▼**第6章　消化と吸収**
　1．消化器系の働き …………………………………103
　2．消化管の運動 ……………………………………104
　3．消化液の分泌機序 ………………………………105
　　3.1　神経性機序　3.2　体液性機序
　4．消　　化 …………………………………………107
　　4.1　糖質，蛋白質，脂質の消化　4.2　膵液
　　4.3　胃腺，腸腺
　5．消化管ホルモン …………………………………109
　6．肝臓と胆道系 ……………………………………110
　　6.1　肝臓の働き　6.2　胆汁の組成，胆道系の働き
▼**第7章　呼吸器系**
　1．鼻と咽頭 …………………………………………113
　　1.1　鼻腔と副鼻腔　1.2　咽頭
　2．喉　　頭 …………………………………………115
　3．気管および気管支 ………………………………116
　　3.1　気管・気管支の位置，構造　3.2　左右の気管支の相違
　4．肺 …………………………………………………117
　　4.1　形，重さ，各部の名称，構造　4.2　肺の血管系
　5．胸膜と縦隔 ………………………………………119
　　5.1　胸膜，胸膜腔
　　5.2　縦隔（縦隔の区分と縦隔にある器官）
　6．呼　　吸 …………………………………………120
　7．換　　気 …………………………………………121
　　7.1　肺胞内圧と胸膜腔内圧　7.2　換気量と残気量
　8．ガス交換と運搬 …………………………………122
　　8.1　肺でのガス交換　8.2　酸素と二酸化炭素の運搬
　9．呼吸中枢と呼吸調節 ……………………………124

▼第8章　泌尿器系

1. 腎　　臓 ……………………………………………125
    1.1 位置，外形（色，形，大きさ，重さ，固定）
    1.2 構　造
2. 尿　管 ………………………………………………127
3. 膀　胱 ………………………………………………128
4. 尿　道 ………………………………………………129
5. 腎臓の機能と尿の生成 ……………………………129
    5.1 腎臓の機能　5.2 糸球体，尿細管，尿生成
6. 排　尿 ………………………………………………131

▼第9章　生殖器系

1. 男性生殖器 …………………………………………133
    1.1 精巣（睾丸）の位置，構造
    1.2 付属生殖腺（精嚢，前立腺）　1.3 外陰部（陰茎）
2. 女性生殖器 …………………………………………135
    2.1 卵巣の位置，構造　2.2 卵管　2.3 子宮

▼第10章　内分泌系

1. 内分泌系概説 ………………………………………139
2. 下垂体 ………………………………………………140
    2.1 位置，構造　2.2 下垂体のホルモン
3. 上皮小体 ……………………………………………144
    3.1 位置，構造　3.2 上皮小体のホルモン
4. 甲状腺 ………………………………………………145
    4.1 位置，構造　4.2 甲状腺のホルモン
5. 副　腎 ………………………………………………148
    5.1 位置，構造　5.2 副腎のホルモン
6. 膵　臓 ………………………………………………153
    6.1 位置，構造　6.2 膵臓のホルモン
7. 性ホルモン …………………………………………155
    7.1 精巣ホルモン　7.2 卵巣ホルモン
8. 松果体 ………………………………………………157

▼第11章　神経系

1. 神経系概説 …………………………………………159
   1.1 神経系の分類　1.2 髄膜（硬膜，クモ膜，軟膜）
2. ニューロン …………………………………………161
   2.1 ニューロンとその働き　2.2 興奮と伝導
   2.3 シナプス伝達（興奮伝達物質）
3. 神経線維 ……………………………………………163
4. 脳 ……………………………………………………163
   4.1 脳の皮質（灰白質），髄質（白質）
   4.2 脳幹，神経核と神経節　4.3 終脳　4.4 間脳
   4.5 中脳　4.6 延髄　4.7 脳脊髄液
5. 脊　髄 ………………………………………………172
6. 伝導路 ………………………………………………173
   6.1 上行性伝導路　6.2 下行性伝導路
7. 脳神経 ………………………………………………176
   7.1 脳神経（Ⅰ，Ⅱ）　7.2 脳神経（Ⅲ，Ⅳ，Ⅴ，Ⅵ）
   7.3 脳神経（Ⅶ，Ⅷ）　7.4 脳神経（Ⅸ）
   7.5 脳神経（Ⅹ）　7.6 脳神経（Ⅺ，Ⅻ）
8. 脊髄神経 ……………………………………………183
   8.1 脊髄神経の構成　8.2 脊髄神経叢の構成
   8.3 脊髄神経の走行，分布，作用　8.4 頸神経叢からの枝
   8.5 腕神経叢からの枝　8.6 胸神経からの枝
   8.7 腰神経叢からの枝　8.8 仙骨神経叢からの枝
   8.9 陰部神経叢・尾骨神経叢からの枝
9. 自律神経 ……………………………………………191
   9.1 交感神経系　9.2 副交感神経系
10. 末梢神経の生理 ……………………………………194
    10.1 脊髄神経系（体性神経系）　10.2 自律神経系の機能
11. 反　射 ………………………………………………195
    11.1 脊髄反射　11.2 脳幹反射

▼第 12 章　感覚器系

1. 外　皮 …………………………………………197
   - 1.1　皮膚の構造　1.2　皮膚の付属器
   - 1.3　皮膚腺（汗腺，脂腺，乳腺）
2. 皮膚感覚 ………………………………………199
   - 2.1　皮膚感覚の受容器の種類とその分布
   - 2.2　皮膚感覚の伝導路
3. 視覚器 …………………………………………200
   - 3.1　眼　球　3.2　副眼器
4. 視覚の伝導路 …………………………………202
5. 視覚器の構成とその機能 ……………………203
   - 5.1　視細胞　5.2　屈折と瞳孔の調節　5.3　順　応
6. 聴覚，平衡聴覚器 ……………………………204
   - 6.1　外耳，中耳，内耳　6.2　内耳（骨迷路，膜迷路）
7. 味覚器 …………………………………………207
   - 7.1　味覚の受容器　7.2　味覚・嗅覚の神経

▼第 13 章　体温と代謝

1. 体温調節とエネルギー代謝 …………………209
   - 1.1　熱産生と熱放散　1.2　基礎代謝
2. 体温と調節 ……………………………………210

索　引 ……………………………………………213

第1章　人体解剖学概説

問　題　　　　解説と解答

1. 人体の区分

●1　頸部と胸部との境界に肩峰がある．

① 人体は頭部，頸部，体幹（胸部，腹部），四肢（上肢，下肢）に大別される．頸部と胸部（胴）の境界は，胸骨上縁，鎖骨上縁，①肩峰，第7頸椎（②隆椎）の棘突起を結んだ線である．

① けんぼう/② りゅうつい　　　　○

●2　胸部と腹部の境界は，胸骨の剣状突起と第12胸椎とを水平に結んだ線である．

② 胸骨の①剣状突起，左右の肋骨弓，第12胸椎の②棘突起とをつなぐ線が胸部と腹部の境界である．

① けんじょうとっき/② きょくとっき　　　　×

●3　体幹と下肢との境界に鼠径溝がある．

③ 体幹と下肢との境界は，①鼠径溝，上前腸骨棘，②腸骨稜，尾骨，③殿裂，陰部大腿溝を結ぶ線である．

① そけいこう/② ちょうこつりょう/③ でんれつ　　　　○

第1章 人体解剖学概説

| 問 題 | 解説と解答 |

2. 細 胞

2.1 細胞の構造

●1 細胞を構成する基本的物質は原形質である.

① 生物体を構成する最小の単位が細胞で，細胞の構成と機能のもととなる物質の総称が原形質である．細胞は①原形質の塊であり，原形質は②核と③細胞質とからなる．核は核膜と核質からなり，核質は核の中にある基礎物質で，染色質などがある．

① げんけいしつ/② かく/③ さいぼうしつ ○

●2 細胞の核質に細胞内小器官がある.

② ①細胞内小器官（細胞小器官）は細胞質が特別に分化して一定の構造とそれぞれの機能をもつようになったものである．細胞内小器官にはリボソーム，②小胞体，ゴルジ装置，ライソソーム，ミトコンドリア，中心小体，細胞骨格がある．

① さいぼうないしょうきかん/② しょうほうたい ×

●3 小胞体，リボソームは細胞内小器官である.

③ 小胞体には①滑面小胞体と②粗面小胞体とがある．リボソーム（リボ小体）は粗面小胞体の表面に並び，DNAからの情報を受けてタンパク質を合成する．
滑面小胞体の機能：脂質代謝，糖質代謝，③解毒作用，イオンの移動（筋細胞）．
粗面小胞体の機能：タンパク質の合成．

① かつめんしょうほうたい/② そめんしょうほうたい/③ げどく ○

●4 水解小体，糸粒体は細胞内小器官である.

④ ①水解小体（ライソソーム），②糸粒体（ミトコンドリア）は細胞内小器官である．
水解小体の機能：水解酵素により細胞内の不用物質を分解処理する．
糸粒体の機能：③好気性代謝によるエネルギーの生産と供給をする．

① すいかいしょうたい/② しりゅうたい/③ こうきせいたいしゃ ○

2.1 細胞の構造

●5 ライソソームはゴルジ装置でつくられる．

⑤ ゴルジ装置（ゴルジ体，ゴルジ野，ゴルジ複合体）は細胞内小器官で，機能として分泌物の生成，水解小体の生成などがある．

○

●6 中心小体は有糸分裂のとき染色体を引き寄せる．

⑥ 中心小体は2個の中心子（①双心子）と周囲の均質な細胞質からなる細胞小器官である．機能として，染色体の移動，②繊毛や③鞭毛の形成など，細胞の運動に関与する．

① そうしんし/② せんもう/③ べんもう

○

●7 核小体にはDNAがあり，遺伝情報をになっている．

⑦ ①核小体（②仁）にはリボ核酸（伝達RNA）があって，DNAのもつ遺伝情報をリボソームに伝達する．

① かくしょうたい/② じん

×

2.2 細胞分裂

●1 核の染色質は細胞分裂のとき染色体となる．

① 核質の染色質には①異染色質（DNAが凝集した部分）と②正染色質（DNAのラセンがほぐれた部分）とがある．細胞分裂のとき染色質のDNAは，一定数の染色体となり，遺伝形質を伝える．

① いせんしょくしつ/② せいせんしょくしつ

○

●2 女性の染色体は44+XYの46個である．

② 男性の染色体は①常染色体（体染色体）44個と②性染色体XY，女性の染色体は常染色体44個と性染色体XXの各46個である．

① じょうせんしょくたい/② せいせんしょくたい

×

第1章 人体解剖学概説

| 問　題 | 解説と解答 |

2.2 細胞分裂

●3 体細胞分裂のときは染色体46個が半分の23個になる．

③ 有糸分裂には，体細胞分裂（①<u>成熟分裂</u>，狭義の有糸分裂）と減数分裂（②<u>還元分裂</u>）とがある．染色体数が半分になるのは減数分裂のときである．

① せいじゅくぶんれつ/② かんげんぶんれつ　　×

3. 組　　織

3.1 上皮組織

●1 血管の内皮，心膜，腹膜，ボウマン嚢壁，肺胞は単層扁平上皮である．

① 組織とは，同じような形と機能をもった細胞の集まりである．上皮組織は，上皮細胞の集まりで，その細胞の形により，扁平上皮，立方上皮，円柱上皮，移行上皮に，重なりの有無により単層上皮と重層上皮に分かれる．気体，液体，代謝産物の交換などに関与する上皮（①<u>肺胞上皮</u>，血管内皮，ボウマン嚢）は②<u>単層扁平上皮</u>である．

① はいほうじょうひ/② たんそうへんぺいじょうひ　　○

●2 脈絡叢上皮，尿細管，腺の導管，小さい膵管は単層立方上皮である．

② 単層立方上皮は立方形をした単層上皮で，主に排出に関与する上皮にある．①<u>脈絡叢上皮</u>，尿細管，腺の②<u>導管</u>，小さい膵管，甲状腺上皮などにある．

① みゃくらくそう/② どうかん　　○

●3 胃・小腸・大腸の粘膜上皮は単層円柱上皮である．

③ 単層円柱上皮は円柱形をした上皮が1層に並んでいるもので，主に消化管にあり，分泌，吸収，排出に関与する．胃，腸の粘膜にある．

○

第1章 人体解剖学概説

| 問　題 | 解説と解答 |

3.1 上皮組織

● 4　細気管支，精管は単層円柱線毛上皮である．

④ 上皮細胞の自由面に①<u>線毛</u>をもち，物質の②<u>移送</u>に関与するのが円柱線毛上皮である．③<u>単層円柱線毛上皮</u>は，細気管支，卵管にあり，多列円柱線毛上皮は，気管支，気管，精管にある．

① せんもう/② いそう/③ たんそうえんちゅうせんもうじょうひ　　×

● 5　口腔，咽頭，食道，肛門，膣，皮膚，角膜は重層扁平上皮である．

⑤ ①<u>重層扁平上皮</u>は機械的刺激に抵抗性が強い上皮で，②<u>摩擦</u>，③<u>乾燥</u>などに対する保護作用がある．皮膚，口腔，食道，肛門などにある．

① じゅうそうへんぺいじょうひ/② まさつ/③ かんそう　　○

● 6　重層立方上皮は細い導管に見られる．

⑥ 細い①<u>導管</u>（分泌物を上皮の表面に運ぶ管）には単層立方上皮がある．重層立方上皮は太い分泌管（導管）に見られ，汗腺，唾液腺，②<u>膵管</u>などの導管にある．

① どうかん/② すいかん　　×

● 7　重層円柱上皮は口腔，肛門などに見られる．

⑦ 重層円柱上皮は比較的まれで，単層扁平上皮と多列円柱上皮の移行部に見られる．結膜（①<u>結膜円蓋</u>の②<u>粘膜上皮</u>）が1例である．

① けつまくえんがい/② ねんまくじょうひ　　×

● 8　移行上皮は重層上皮で尿細管にある．

⑧ 尿細管の上皮は単層立方上皮である．移行上皮は表面に①<u>被蓋細胞</u>と呼ばれる大型の細胞が存在し，伸展すると重層円柱上皮に見えるが，多列上皮の一種である．伸展，収縮に適し，膀胱，尿管，②<u>腎盤</u>（③<u>腎盂</u>）などの上皮である．

① ひがいさいぼう/② じんばん/③ じんう　　×

第1章 人体解剖学概説

3 組織

3.1 上皮組織

●9 外分泌腺には導管が見られない．

⑨ 腺は，上皮組織のうち分泌上皮が集まったもので，①<u>外分泌腺</u>は分泌細胞（②<u>腺房</u>）と導管からなる．腺房で特定の物質を産生し，分泌物は導管を通って体の表面ないし③<u>管腔</u>に運ばれる．唾液腺，汗腺などである．

① がいぶんぴつせん／② せんぼう／③ かんくう   ×

●10 管状腺は腺体が管状の形をした外分泌腺である．

⑩ 外分泌腺の終末部（腺体）は，腺細胞が腺腔の周囲に集団をつくる．この終末部の形により管状をした①<u>管状腺</u>，終末部と管腔とが球状をした②<u>胞状腺</u>，終末部は球状で管腔が管状の房状腺，管状腺と胞状腺が混在した管状胞状腺，管状腺と房状腺が混在した管状房状腺などに分類される．

① かんじょうせん／② ほうじょうせん   ○

3.2 結合支持組織

●1 結合支持組織には結合組織，支持組織，液状組織がある．

① ①<u>結合支持組織</u>には，結合組織（組織や器官の結合と②<u>充填</u>，異物の処理，免疫の産生），支持組織（身体の保持と支持），液状組織（血液とリンパ）がある．結合支持組織を結合組織ということもある．

① けつごうしじそしき／② じゅうてん   ○

●2 結合組織は細胞成分と線維成分とからなる．

② 結合組織は，体内に広く分布する組織や器官の間を充填・結合する組織で，細胞成分と線維成分とからなる．細胞成分には，固定細胞（線維細胞，①<u>細網細胞</u>）と自由細胞（組織球，肥満細胞，形質細胞，白血球，マクロファージ）とがある．線維成分には②<u>膠原線維</u>，弾性線維，細網線維がある．

① さいもうさいぼう／② こうげんせんい   ○

第1章 人体解剖学概説

問 題	解説と解答

3.2 結合支持組織

● 3 結合組織には弾性組織，細網組織も含まれる．

③ 結合組織には疎〔線維〕性結合組織，密〔線維〕性結合組織（真皮，腱，靱帯などで，膠原線維を多量に含む．強靱結合組織ともいう），弾性〔結合〕組織（黄色結合組織），脂肪組織，色素〔結合〕組織，①細網〔結合〕組織，②膠様組織がある．

① さいもう（けつごう）そしき/② こうようそしき ○

● 4 腱，靱帯は弾性組織である．

④ 弾性組織は基質（細胞と細胞の間隙）内に大量の弾性線維を含む結合組織で，黄色結合組織ともいう．黄色靱帯，大動脈壁，声帯靱帯などにある．①腱，②靱帯，真皮，硬膜は線維成分（特に膠原線維）が多く細胞と基質が少なく，密性結合組織（③強靱結合組織）である．

① けん/② じんたい/③ きょうじんけつごうそしき ×

● 5 真皮は疎結合組織である．

⑤ ①疎性結合組織では②膠原線維がまばらで，そのほか少量の弾性線維と③銀好性線維があり，隙間に液性の基質や結合組織の細胞が含まれる．密性結合組織には，真皮，被膜，眼球強膜などの膠原線維束が種々の方向に走る交織線維性結合組織と，平行に線維が走る腱などの平行線維性結合組織とがある．

① そせいけつごうそしき/② こうげんせんい/③ ぎんこうせいせんい ×

● 6 細網組織は結合組織である．

⑥ 細網組織は，細網細胞が星状に突起を出して網を作り，この細胞から分泌された細網線維とで構成される結合組織である．①骨髄，リンパ節，②扁桃，脾臓などがある．食作用，造血作用，抗体産生などを行う．

① こつずい/② へんとう ○

第1章 人体解剖学概説

3.2 結合支持組織

3 組織

●7 軟骨組織は軟骨細胞の種類により分類する．

⑦ 支持組織に軟骨組織と骨組織があり，軟骨組織は軟骨細胞と①<u>軟骨基質</u>（細胞間質）とからなる．軟骨基質により，硝子軟骨（基質に微細な膠原線維と大量のプリテオグリカンを含む），②<u>弾性軟骨</u>（基質に大量の弾性線維を含む），③<u>線維軟骨</u>（基質に大量の太い膠原線維がある）に分類する．

① なんこつきしつ/② だんせいなんこつ/③ せんいなんこつ　　×

●8 椎間円板は弾性軟骨である．

⑧ 椎間円板は太い大量の膠原線維を含む線維軟骨で，線維軟骨には関節円板，関節半月，①<u>恥骨結合</u>などがある．弾性軟骨は基質に弾性線維を多く含み弾性に富む．耳介軟骨，②<u>喉頭蓋軟骨</u>，耳管軟骨などがある．

① ちこつけつごう/② こうとうがいなんこつ　　×

●9 硝子軟骨には血管とリンパ管が分布する．

⑨ 軟骨は血管やリンパ管がない組織である．①<u>硝子軟骨</u>は新鮮な状態では乳白色，半透明で，ガラス様に見える．硝子軟骨は個体発生の過程で骨格のできる前に出現し，発生が進むと大部分は骨に置き換えられる．硝子軟骨には関節軟骨，肋軟骨，気道の軟骨（鼻軟骨，気管軟骨，②<u>喉頭軟骨</u>の大部分）がある．

① しょうしなんこつ/② こうとうなんこつ　　×

●10 骨端の内部は海綿質で，その表層を皮質という．

⑩ 組織学的に骨組織からなる骨の実質を骨質といい，表層の緻密質と内部の海綿質からなる．長骨では骨幹の表層は緻密質で，内腔は①<u>髄腔</u>である．骨端の表層は②<u>緻密質</u>の続きで皮質といい，その内部は海綿質である．

① ずいくう/② ちみつしつ　　○

3.2 結合支持組織

● 11 骨髄は皮質にあり造血機能がある.

⑪ 骨髄は長骨の①骨髄腔, ②海綿質小腔などにある軟らかい細網組織である. 骨髄の細網組織にある血液をつくる幹細胞が, 赤血球, 白血球, 血小板などをつくる.

① こつずいくう/② かいめんしつしょうくう ×

● 12 骨髄は造血器官である.

⑫ 骨髄には赤色骨髄と黄色骨髄とがあり, 赤色骨髄では造血機能が盛んである. 成人になると, 大腿骨などの大きな骨では造血機能を停止し, 脂肪化して黄色骨髄となる. しかし上腕骨や①大腿骨の骨端部, ②椎骨, 胸骨, 寛骨では赤色骨髄のまま残り, 造血が行われる.

① だいたいこつ/② ついこつ ○

3.3 筋組織

● 1 筋組織を横紋筋と平滑筋に分ける.

① 筋組織は収縮を行う筋細胞（筋線維）の集まりで, 筋線維に明暗の横紋を示す①横紋筋（骨格筋, 心筋）と, 横紋構造を示さない②平滑筋（内臓筋）に分けられる.

① おうもんきん/② へいかつきん ○

● 2 骨格筋と心筋の細胞は多核細胞である.

② 横紋筋は, 骨格に付着する骨格筋と, 心臓壁をつくっている心筋に分けられる. 骨格筋は筋細胞が合体して①合胞体をつくる多核細胞である. 心筋は心筋の細胞が②接合したもので単核細胞である. 心筋の接合部がZ帯（光輝線）である.

① ごうほうたい/② せつごう ×

第1章 人体解剖学概説

問　題	解説と解答

1　3.3　筋組織

3　組織

● 3　心筋の細胞は核が扁平で細胞の周辺にある．

③ 心筋の核は円形で，細胞の中心に1個ある．平滑筋の細胞は①紡錘形をして，中心に円形の核が1個ある．骨格筋の核は，細胞の周辺に②扁平な核が多数ある．

① ぼうすいけい/② へんぺい　　　　　　　×

● 4　平滑筋は不随意筋で内臓筋ともいう．

④ 平滑筋は筋線維に横紋構造を示さない紡錘状の細胞で，消化管や血管などの壁を構成し①内臓筋ともよばれる．自律神経の支配を受け，不随意的に働く②不随意筋である．

① ないぞうきん/② ふずいいきん　　　　　○

● 5　心筋と食道上部の壁にある横紋筋は不随意筋である．

⑤ 心筋，食道上部の壁にある横紋筋と食道下部の平滑筋とは，自律神経で支配される不随意筋である．

　　　　　　　　　　　　　　　　　　　　○

● 6　筋線維はミオシンとアクチンとからなる．

⑥ 筋細胞は形が細長いので筋線維ともいう．筋細胞（筋線維）の中には密に並ぶ多数の①筋原線維が含まれる．筋原線維は，太い②筋細糸（筋フィラメント）のミオシン細糸と細い筋細糸のアクチン細糸とからなる．

① きんげんせんい/② きんさいし　　　　　×

3.4 神経組織

●1 神経細胞（ニューロン）は細胞体と2種の突起とからなる．

① 神経系は，中枢神経では神経細胞と神経膠細胞，末梢神経では，神経細胞，シュワン細胞，外套細胞から構成される．神経細胞（ニューロン）は神経細胞体と基本的には2種の突起（①樹状突起と②軸索）をもつ．樹状突起は興奮を求心性に細胞体に伝え，軸索は興奮を細胞体から遠心性に末梢へ伝える．

① じゅじょうとっき/② じくさく ○

●2 髄鞘とは神経鞘のことである．

② 髄鞘は軸索を包むリポ蛋白である．①神経鞘はシュワン鞘ともいい，②髄鞘（ミエリン鞘）の周囲を取り巻く細胞（シュワン細胞）のことである．

① しんけいしょう/② ずいしょう ×

●3 髄鞘に包まれる神経を有髄神経という．

③ 軸索の周囲を髄鞘（ミエリン鞘）に包まれる神経を①有髄神経という．脳脊髄神経系の大部分，中枢神経系の神経線維などである．一方，髄鞘をもたない神経を無髄神経と呼ぶ．自律神経②節後線維，③嗅神経などである．

① ゆうずいしんけい/② せつごせんい/③ きゅうしんけい ○

4. 人体の初期発生

●1 中枢神経は外胚葉性器官である．

① 受精後細胞は分裂して，①内胚葉，②中胚葉，③外胚葉の各細胞集団に分かれ各器官形成をする．各器官の上皮性部分が内，中，外胚葉のいずれの由来かによって内，中，外胚葉性器官という．神経系は外胚葉の細胞に由来するので，④外胚葉性器官である．

① ないはいよう/② ちゅうはいよう/③ がいはいよう/④ がいはいようせいきかん ○

第1章 人体解剖学概説

1-4 人体の初期発生

問 題	解説と解答
●2 膵臓は内胚葉に由来する．	② 内胚葉は①管腔臓器の内面を覆う臓器の上皮となり，消化器，呼吸器，尿路に関与する．内胚葉から胃，小腸，大腸，肝臓，膵臓，喉頭，気管，②気管支，肺，膀胱，尿道ができる．
① かんくうぞうき/② きかんし	○
●3 乳腺は中胚葉に由来する．	③ 表皮，毛，爪，皮膚腺（汗腺，①脂腺，②乳腺）は③外胚葉に由来する．外胚葉から皮膚の表皮，感覚器の上皮，神経系（神経細胞）ができる．
① しせん/② にゅうせん/③ がいはいよう	×
●4 神経細胞は外胚葉に由来する．	④ 中枢神経系，末梢神経系などを構成する神経細胞，①神経膠細胞（小膠細胞を除く）は外胚葉由来である．感覚器系（視覚器，聴覚器，平衡覚器，味覚器，②嗅覚器）の上皮も外胚葉由来である．
① しんけいこうさいぼう/② きゅうかくき	○
●5 尿管は中胚葉に由来する．	⑤ 泌尿生殖器の大部分（尿管，①精管，卵管，②子宮，腟）の上皮は中胚葉に由来するが，膀胱，尿道は内胚葉由来である．
① せいかん/② しきゅう	○
●6 結合支持組織は中胚葉由来である．	⑥ 結合組織，支持組織（骨，軟骨），筋組織（骨格筋，心筋，平滑筋），循環器（心臓，脈管，リンパ管，①脾臓，血液），②漿膜（胸膜，心膜，腹膜）などが中胚葉に由来する．
① ひぞう/② しょうまく	○

第2章 運動器系

問題　　　　　解説と解答

1. 骨

1.1 骨の形態と構造

●1 海綿質の骨梁は圧力に抵抗力を示す．

① 骨は一般に骨質，骨膜，軟骨，骨髄からなり，形のうえから，長骨（管状骨），短骨，扁平骨，不規則骨に分類される．骨質は表層の緻密質と内部の海綿質からなる．①海綿質は長骨の骨端部，扁平骨，短骨の内部に発達する．海綿質には②骨小柱と呼ばれる薄い骨板が梁状に存在し，網目構造の③骨梁を形成する．骨梁は外力に対して抵抗力をもつ構造である．

① かいめんしつ/② こつしょうちゅう/③ こつりょう　　○

●2 ハバース管のなかを血管が通る．

② 骨の①緻密質は②ハバース層板が多数集まって構成される．その中心にハバース管があって血管の通路である．

① ちみつしつ/② ハバースそうばん　　○

●3 骨膜には多数の血管と神経が分布している．

③ 骨膜は①関節腔内を除き，骨の表面を被う強靭な②結合組織性の膜で，血管と知覚神経に富み，骨の発生，再生に関与する．

① かんせつくう/② けつこうそしき　　○

第 2 章　運動器系

| 問　題 | 解説と解答 |

1.2 骨の発生と成長

● 1　骨の発生には付加骨と置換骨とがある．

① 骨組織は，①間葉系細胞が結合組織内で②骨芽細胞に分化してできる．これを付加骨（膜性骨）といい，前頭骨，頭頂骨，後頭骨，鎖骨などがある．置換骨（軟骨骨）は，結合組織内でできた軟骨組織が，後に骨組織に変わる骨である．体幹骨，四肢骨，頭蓋底の骨などがある．

① かんようけいさいぼう/② こつがさいぼう　　○

● 2　体幹骨および四肢骨は付加骨である．

② ①体幹骨，四肢骨は軟骨組織から骨組織に変わる②置換骨である．

① たいかんこつ/② ちかんこつ　　✕

● 3　骨膜は骨の太さの成長を行う．

③ 骨膜は関節腔内を除く骨の表面を包む結合組織の膜で，成長期の骨では骨膜下に①膜性骨化が起こり，新しい②骨質が付加されて骨の太さの成長を行う．

① まくせいこっか/② こつしつ　　○

● 4　長骨の長さの成長は骨端軟骨で起こる．

④ 成長期の長骨の長軸方向への成長は，①骨端軟骨の軟骨内で骨化が行われ，骨の成長が止まると，骨端軟骨の部位は骨化して②骨端線として残る．

① こったんなんこつ/② こったんせん　　○

2. 骨の連結

● 1 骨と骨との結合部に空隙があれば狭義の関節である．

① 骨と骨との連結は①広義の関節と呼ばれ，連結の間にある組織により，不動結合と可動結合（狭義の関節）とに分けられる．狭義の関節（可動結合，滑膜性連結）は，関節腔とその内面に滑膜と呼ぶ組織があるものをいう．滑膜のない恥骨結合は関節腔があっても②狭義の関節ではない．

① こうぎ/② きょうぎ

● 2 靱帯結合には滑膜がある．

② 靱帯結合，①縫合，②釘植は不動結合の1つである結合組織線維による線維性結合であり，骨と骨とが線維により直接結合するので関節包や滑膜はない．このほかの不動結合には線維軟骨や硝子軟骨組織による軟骨性結合，および骨組織による骨性結合がある．

① ほうごう/② ていしょく

● 3 関節軟骨は弾性軟骨である．

③ 関節軟骨は骨の関節面にある①硝子軟骨で，表面は平滑で半透明の灰色をして，②潤滑性に富んでいる．関節軟骨には血管がないため③滑液によって栄養を受ける．

① しょうしなんこつ/② じゅんかつせい/③ かつえき

● 4 ラセン関節は蝶番関節に属する．

④ 関節面によるラセン関節は，①蝶番関節に属する．運動は骨の長軸と直角ではなく，ラセン状となる（②腕尺関節，③距腿関節）．関節面による分類では球関節，車軸関節，鞍関節，楕円関節，ラセン関節，平面関節がある．

① ちょうばんかんせつ/② わんしゃくかんせつ/③ きょたいかんせつ

問題	解説と解答

●5 楕円関節は1軸性関節である．

⑤ 関節の運動形式による分類で，①楕円関節は2つの運動軸を中心に屈曲と伸展，内転と外転を行う②2軸性関節である．その他，1軸性関節，多軸性関節を区別する．関節をつくる骨数による分類（単関節，複関節）もある．

① だえんかんせつ/② にじくせいかんせつ　　×

3．筋

●1 骨格筋は横紋筋で随意筋である．

① 骨格筋は横紋筋線維の集まりで，多くは骨格につき①脳脊髄神経の支配を受け，随意的に収縮する②随意筋である．

① のうせきずいしんけい/② ずいいきん　　○

●2 心筋は横紋筋で随意筋に属する．

② 心筋は筋線維に横紋を示す横紋筋で，筋線維は分岐し隣の筋線維と接着して網状につながる．①自律神経の支配を受け不随意的に収縮する②不随意筋である．

① じりつしんけい/② ふずいいきん　　×

●3 骨格筋には白筋と赤筋とがある．

③ 骨格筋には白筋線維と赤筋線維とが混在する．赤筋，白筋はどちらの線維要素が多いかによる．白筋（①速筋）は速い収縮を起こす白筋線維を多く含み，疲労し易い．赤筋（②遅筋）は遅い持続的な収縮を起こす赤筋線維を多く含み，疲労し難い．下腿三頭筋のヒラメ筋は赤筋線維が多いので赤筋，腓腹筋は白筋線維が多いので白筋とされる．

① そくきん/② ちきん　　○

●4 等尺性筋収縮は筋全体が短縮する．

④ 筋の両端を固定して収縮させると筋の長さは変化せず張力だけが発生する，これを①等尺性収縮という（②咬筋）．

① とうしゃくせいしゅうしゅく/② こうきん　　×

4. 頭・頸部の解剖

4.1 頭蓋の構成

● 1 頭蓋の骨格は 15 種 20 個の骨からなる．

① ①頭蓋は 15 種 23 個の骨から構成され，脳頭蓋と顔面頭蓋とに分けられる．②脳頭蓋の骨は前頭骨 1, 頭頂骨 2, 後頭骨 1, 側頭骨 2, 蝶形骨 1, 篩骨 1, 鼻骨 2, 涙骨 2, 下鼻甲介 2, ③鋤骨 1 の 15 個であり，④顔面頭蓋の骨は上顎骨 2, 頬骨 2, 下顎骨 1, 口蓋骨 2, 舌骨 1 の 8 個である．

① とうがい/② のうとうがい/③ じょこつ/④ がんめんとうがい ×

● 2 後頭骨底部に下垂体が乗っている．

② 下垂体は，間脳の①視床下部から下方に突出する小指頭大の器官で，蝶形骨体の背面の②トルコ鞍に乗っている．

① ししょうかぶ/② トルコあん ×

● 3 骨口蓋の形成に上顎骨と口蓋骨とが関与する．

③ ①骨口蓋は左右上顎骨の②口蓋突起と口蓋骨の③水平板とにより形成される．前者は骨口蓋の前 2/3, 後者は後 1/3 を占める．

① こつこうがい/② こうがいとっき/③ すいへいばん ○

● 4 頸静脈孔を迷走神経が通る．

④ ①頸静脈孔は側頭骨の②岩様部と後頭骨との間にある孔で，迷走神経，舌咽神経，副神経，内頸静脈が通る．

① けいじょうみゃくこう/② がんようぶ ○

4.2 眼窩と副鼻腔

● 1 眼窩の形成に 7 種の骨が関与する．

① ①眼窩は上，下，内側，外側の 4 壁をなし，前頭骨，②蝶形骨，上顎骨，③頬骨，口蓋骨，④涙骨，⑤篩骨の 7 種の骨によって形成される．

① がんか/② ちょうけいこつ/③ きょうこつ/④ るいこつ/⑤ しこつ ○

第2章 運動器系

4 頭・頭部の解剖

4.2 眼窩と副鼻腔

● 2 上眼窩裂を第Ⅲ, Ⅳ, Ⅵ脳神経が通る.

② ①上眼窩裂は蝶形骨の②大翼と③小翼との間にあって，脳神経の動眼神経（Ⅲ），滑車神経（Ⅳ），外転神経（Ⅵ）のほかに眼神経（三叉神経第1枝）が通る.

① じょうがんかれつ/② だいよく/③ しょうよく　　○

● 3 前頭骨には1対の副鼻腔がある.

③ 前頭骨の①眉間の内部には左右1対の前頭洞があり，内面は鼻粘膜の続きで覆われ，②副鼻腔という．中鼻道に通じている.

① みけん/② ふくびくう　　○

4.3 泉　門

● 1 大泉門は生後2年前後で閉鎖する.

① ①大泉門は，②冠状縫合と③矢状縫合との会合部にある菱形の泉門で，生後2年前後で閉鎖する.

① だいせんもん/② かんじょうほうごう/③ しじょうほうごう　　○

● 2 小泉門は矢状縫合とラムダ（状）縫合との会合部にある.

② ①小泉門は，矢状縫合とラムダ〔状〕縫合（②人字縫合）との会合部にある三角形の泉門で，生後半年～1年で閉鎖する.

① しょうせんもん/② じんじほうごう　　○

4.4 頭蓋の連結

● 1 前頭骨と頭頂骨との結合を矢状縫合という.

① ①前頭骨と左右②頭頂骨との間の縫合を冠状縫合という．矢状縫合は③頭蓋冠の正中上面で，左右頭頂骨間の縫合をいう.

① ぜんとうこつ/② とうちょうこつ/③ とうがいかん　　×

● 2 ラムダ（状）縫合は頭頂骨と後頭骨との間にある.

② 左右頭頂骨と後頭骨との間の縫合をラムダ〔状〕縫合（人字縫合）という.

○

4.4 頭蓋の連結

● 3 顎関節は蝶番関節である．

③ ①顎関節は，②側頭骨下顎窩と③下顎骨下顎頭との間の楕円関節で，なかに関節円板が介在する．顎関節は④咀嚼運動（下顎の上下，前方，左右の運動）を行う．

① がくかんせつ/② そくとうこつかがくか/③ かがくこつかがくとう/④ そしゃくうんどう　×

● 4 頭蓋骨と第1頸椎との関節は車軸関節である．

④ 頭蓋骨と第1頸椎との連結は，後頭骨の①後頭顆と②環椎の上関節窩との間の環椎後頭関節で，楕円関節（③顆状関節）に属し，頭の前後屈と側屈とを行う．

① こうとうか/② かんつい/③ かじょうかんせつ　×

4.5 頭部の筋

● 1 表情筋は皮筋である．

① ①表情筋は約20個の小筋で，頭蓋より起始し，皮膚に付く②皮筋である．皮筋は本来，眼，耳，鼻，口などを開閉するために発達したもので，すべて顔面神経が支配する．

① ひょうじょうきん/② ひきん　○

● 2 表情筋はすべて顔面神経支配である．

② 表情筋は第2①鰓弓に由来する筋で，顔面神経が支配する．咀嚼筋は第1鰓弓に由来し②三叉神経の枝（③下顎神経）の支配を受ける．

① さいきゅう/② さんさしんけい/③ かがくしんけい　○

● 3 眼輪筋は眼裂を開く働きをする．

③ 眼輪筋は①内側眼瞼靱帯とその付近の骨より起始し，上・下の眼瞼内と②眼窩部周囲とを輪状に取り巻いている．顔面神経の支配を受け，目（③眼裂）を閉じる働きを行う．

① ないそくがんけんじんたい/② がんかぶ/③ がんれつ　×

4.5 頭部の筋

● 4　口輪筋は咀嚼筋に属する．

④ 口輪筋は表情筋で，口唇と①口唇周縁とを輪状に取り巻く．口（②口裂）を閉じたり口を尖らせる働きをする．

① こうしんしゅうえん/② こうれつ　　×

● 5　側頭筋は咀嚼筋に属する．

⑤ ①咀嚼筋には側頭筋，②咬筋，内側③翼突筋，外側翼突筋の4筋がある．すべて三叉神経の第3枝（下顎神経）の支配を受け，咀嚼運動を行う．

① そしゃくきん/② こうきん/③ よくとつきん　　○

4.6 頸部の筋

● 1　斜角筋隙を腕神経叢と鎖骨下動脈が通る．

① ①斜角筋隙は，第1肋骨上面にある前斜角筋と中斜角筋との間隙で，②腕神経叢と鎖骨下動脈が通る．

① しゃかくきんげき/② わんしんけいそう　　○

● 2　胸鎖乳突筋は頭の屈曲と回旋に働く．

② ①胸鎖乳突筋は胸骨上縁，鎖骨内側端より起始し，②乳様突起に付く．両側が同時に働くと頭を前方に屈曲し，一側の短縮で反対側に③回旋する．

① きょうさにゅうとつきん/② にゅうようとっき/③ かいせん　　○

● 3　胸鎖乳突筋は迷走神経の支配を受ける．

③ 胸鎖乳突筋と①僧帽筋は②副神経（運動線維）と頸神経（知覚線維）に支配される．

① そうぼうきん/② ふくしんけい　　×

● 4　頸動脈三角は総頸動脈，内頸動脈が通る．

④ ①頸動脈三角は胸鎖乳突筋の前縁，②顎二腹筋の後腹，③肩甲舌骨筋の上腹で囲まれた三角部である．総頸動脈はこの三角で外頸動脈と内頸動脈に分岐する．迷走神経，内頸静脈も通る．

① けいどうみゃくさんかく/② がくにふくきん/③ けんこうぜっこつきん　　○

5. 体幹の解剖

5.1 体幹の骨と椎骨の特徴

●1 脊柱は32〜34個の椎骨よりなる．

① 脊柱は体幹の中軸をなし，上下に重なる32〜34個の椎骨によって形成される．椎骨には頸椎7個，胸椎12個，腰椎5個，①仙椎5個，②尾椎3〜5個がある．

① せんつい/② びつい ○

●2 頸椎は7個で，第1頸椎を軸椎という．

② 頸椎の数は全部で7個で，第1頸椎を①環椎，第2頸椎を②軸椎，第7頸椎を③隆椎ともいう．

① かんつい/② じくつい/③ りゅうつい ×

●3 環椎は後頭骨と連結し，頭蓋を支える．

③ 第1頸椎を環椎といい，環椎の上関節窩と後頭骨の①後頭顆とを連結し，②環椎後頭関節（楕円関節で2軸性関節）で頭蓋を支える．

① こうとうか/② かんついこうとうかんせつ ○

●4 第7頸椎の横突孔を椎骨動脈が通る．

④ ①横突孔は頸椎の②横突起にあって，椎骨動脈と椎骨静脈とは第6頸椎より上の横突孔を通り，第7頸椎の横突孔は通らない．

① おうとつこう/② おうとっき ×

●5 胸椎には3種7個の突起がある．

⑤ 胸椎では，①椎弓の上下にそれぞれ1対の上・下関節突起（4個），椎弓の両側に1対の横突起（2個），椎弓の後方正中から②棘突起（1個）がでる．

① ついきゅう/② きょくとっき ○

第2章 運動器系

5 体幹の解剖

問 題	解説と解答

5.1 体幹の骨と椎骨の特徴

●6 仙骨は5個の仙椎が癒合している.

⑥ 仙骨は5個の仙椎が癒合したもので，上を①仙骨底，下を②仙骨尖，仙骨底の中央部前縁を③岬角という．側面の耳状面は寛骨と仙腸関節をつくる．内部の仙骨管には脊髄神経の馬尾を入れ，仙骨孔を脊髄神経が通る．

① せんこつてい/② せんこつせん/③ こうかく　　○

5.2 脊柱

●1 腰椎は5個で，成人では後彎を示す.

① 腰椎の数は5個で，胎児期の脊柱は全体が①後彎を示し，座位や立位が可能となって，②頸椎前彎と腰椎前彎とが形成される．

① こうわん/② けいついぜんわん　　×

●2 脊柱の椎間孔を脊髄神経が通る.

② ①椎間孔は上下の②椎骨切痕を囲んでできる孔で，脊柱管と連絡し左右両側に開口する．椎間孔を脊髄神経が通る．

① ついかんこう/② ついこつせっこん　　○

●3 脊柱管の中に脊髄が存在する.

③ 脊柱管は椎孔が上下に重なってできる．上は①大〔後頭〕孔に，下は仙骨管に続き，中に脊髄を入れる．②脊髄の下端は，成人では第2腰椎の高さに相当する．

① だい（こうとう）こう/② せきずい　　○

5.3 脊柱の関節と靱帯

●1 椎間円板は硝子軟骨で，椎骨間を連結する.

① ①椎間円板は椎体間を連結する線維軟骨で，②線維輪と③髄核とからなる．中心部の髄核を線維軟骨が取り囲んでいる．

① ついかんえんばん/② せんいりん/③ ずいかく　　×

5.3 脊柱の関節と靱帯

2 環椎横靱帯は歯突起に対し固定作用をなす．

② 環椎横靱帯は，正中環軸関節の①歯突起の後面から環椎の左右の②外側塊に付き，歯突起の後方へのずれを防ぐ．

① しとっき/② がいそくかい ○

3 脊柱の前縦靱帯は椎体の前面を縦走する．

③ ①前縦靱帯は②椎体前面を，後頭骨底部から仙骨前面まで帯状に縦走する．前縦靱帯と椎間円板の前面，椎体の前面とは結合している．

① ぜんじゅうじんたい/② ついたいぜんめん ○

4 後縦靱帯は脊柱管の後壁を縦走する．

④ ①後縦靱帯は脊柱管の前壁を縦走し，大〔後頭〕孔の前縁より②仙骨管に至る．

① こうじゅうじんたい/② せんこつかん ×

5 環軸関節は頸椎の回旋運動を行う．

⑤ ①環軸関節は，第1頸椎と第2頸椎との間の②車軸関節である．頸椎の回旋運動の約50％がこの関節で行われる．

① かんじくかんせつ/② しゃじくかんせつ ○

6 脊柱で最も可動性の大きいのは腰椎である．

⑥ 頸椎は屈曲，伸展，①側屈，②回旋運動を行い，脊柱のうち可動性が最も大きい．腰椎では屈曲，伸展，側屈は可能であるが，回旋運動はほとんど行われない．

① そっくつ/② かいせんうんどう ×

5.4 胸郭を構成する骨

1 胸郭は鎖骨，胸骨，肋骨，胸椎とで形成される．

① ①胸郭は胸骨，肋骨，胸椎によって形成される．呼吸運動に関与し，②胸腔内臓（肺，心臓など）を保護する．

① きょうかく/② きょうくうないぞう ×

第2章 運動器系

5.4 胸郭を構成する骨

2 胸骨は扁平骨で，胸骨柄，胸骨体，剣状突起よりなる．

② 胸骨は胸郭の前面中央にある①扁平骨で，②胸骨柄，胸骨体，③剣状突起の3部よりなる．

① へんぺいこつ/② きょうこつへい/③ けんじょうとっき ○

3 胸骨角の両側に第1肋骨が関節する．

③ 胸骨柄と胸骨体の連結部を①胸骨角という．その両側に第2肋骨が関節する（第2②胸肋関節）．

① きょうこつかく/② きょうろくかんせつ ×

4 第1～第7肋骨を真肋という．

④ 肋骨は12対で，第1～7肋骨は前方で胸骨と直接連結し①真肋という．下方5対を②仮肋といい，第8～10肋骨は互いに③肋軟骨で結合し肋骨弓をつくり，第11～12肋骨（④浮遊肋）の先端は腹壁に終わる．

① しんろく/② かろく/③ ろくなんこつ/④ ふゆうろく ○

5 胸郭下口は横隔膜で塞がれている．

⑤ ①胸郭下口は胸骨下端，②肋骨弓，第12肋骨，第12胸椎に囲まれ，横隔膜によって塞がれる．横隔膜は胸郭下口を囲む骨から起始し，腱中心に停止する．

① きょうかくかこう/② ろっこつきゅう ○

6 肋骨と胸椎とは2種の関節で連結する．

⑥ 肋骨と胸椎との間には2種の関節（肋椎関節）がある．①肋骨頭関節は肋骨頭と胸椎体の肋骨窩との間の関節，②肋横突関節は③肋骨結節と胸椎横突起との間の関節である．

① ろっこつとうかんせつ/② ろくおうとつかんせつ/③ ろっこつけっせつ ○

5.5 背部の筋

●1 僧帽筋は肩甲骨の挙上と内転とに作用する.

① ①僧帽筋は後頭骨, ②項靱帯, 全胸椎棘突起より起始し, 鎖骨外側 1/3, 肩甲棘, 肩峰に付く. 僧帽筋上部は肩甲骨の挙上, 僧帽筋中部は肩甲骨の内転を行う.

① そうぼうきん/② こうじんたい 　　○

●2 僧帽筋は上肢帯の上方回旋を行う.

② 僧帽筋上部は肩甲骨の挙上, 僧帽筋下部は①肩甲骨を引き下げ, 全体として②上肢帯を上方回旋する.

① けんこうこつ/② じょうしたい 　　○

●3 肩関節伸展に広背筋が作用する.

③ ①広背筋は第 7 胸椎以下の②棘突起, 腸骨稜, 第 9～第 12 肋骨, 腰背腱膜より起始し, 上腕骨③小結節稜に停止する. 肩関節の伸展と内旋に働く.

① こうはいきん/② きょくとっき/③ しょうけっせつりょう 　　○

●4 板状筋は頭と頸の伸展を行う.

④ ①板状筋には, 頭板状筋と頸板状筋とがある. ②項靱帯, 頸椎, 上位の胸椎から起こり, 付着部により 2 つに分かれる. 頭板状筋は上項線, 側頭骨の乳様突起に, 頸板状筋は頸椎の横突起に付く. 頭と頸の伸展, 側屈, 回旋運動を行う.

① ばんじょうきん/② こうじんたい 　　○

●5 固有背筋には脊柱起立筋と横突棘筋とがある.

⑤ ①固有背筋には板状筋, 脊柱起立筋, ②横突棘筋とがあり, 脊髄神経後枝に支配される. 脊柱起立筋は腸肋筋, 最長筋, 棘筋よりなり, 脊柱の保持, 側屈, 回旋などに働く.

① こゆうはいきん/② おうとつきょくきん 　　×

5.6 胸部の筋

●1 大胸筋は肩関節の屈曲，内転に働く．

① ①大胸筋は鎖骨内側1/2，胸骨，第1～6肋骨，②腹直筋鞘より起始し，上腕骨の大結節稜に付く．肩関節の屈曲（③前方挙上），内転，内旋を行う．

① だいきょうきん/② ふくちょっきんしょう/③ ぜんぽうきょじょう ○

●2 外肋間筋は呼気筋，内肋間筋は吸気筋である．

② ①外肋間筋は上位肋骨より前下方に走り，下位肋骨に付く．肋骨を挙上し吸気を行う吸気筋である．②内肋間筋は下位肋骨より前上方に走り，上位肋骨に付く．肋骨を引き下げ呼気に働く呼気筋である．

① がいろっかんきん/② ないろっかんきん ×

●3 腋窩の前壁は大胸筋，後壁は僧帽筋である．

③ ①腋窩は肩関節の下方にあるくぼみで，前壁は大胸筋，後壁は②広背筋によってつくられる．

① えきか/② こうはいきん ×

●4 前鋸筋は肋骨の外側面から肩甲骨の外側縁に付着する．

④ 第1～第9肋骨の外側面に起始し，肩甲骨の内側縁に付着する．作用は肩甲骨を前外方に引き，肩甲骨を胸郭に固定・保持する．①後頸三角を通る②長胸神経に支配される．

① こうけいさんかく/② ちょうきょうしんけい ×

5.7 横隔膜

●1 横隔膜は吸気筋である．

① ①横隔膜は胸郭下口を閉ざす②円蓋状の膜性筋板である．収縮すると円蓋は下がり胸腔の容積が広がり，吸気を行う．

① おうかくまく/② えんがいじょう ○

5.7 横隔膜

●2 横隔膜呼吸を腹式呼吸という．

② 横隔膜は①呼吸筋で，収縮により横隔膜は腹腔に下がり，胸郭の容積が拡大して吸気を行う．弛緩によって呼気が行われる．この呼吸を②腹式呼吸という．

① こきゅうきん/② ふくしきこきゅう ○

●3 横隔膜は肋間神経の支配を受ける．

③ 頸神経からの横隔神経支配である．①横隔神経は第3〜5頸神経より出て，②前斜角筋の前面に沿って下り，胸膜と心膜の間を通って横隔膜に分布する．肋間神経は胸部と腹部の皮膚と筋に分布する．

① おうかくしんけい/② ぜんしゃかくきん ×

●4 横隔膜の食道裂孔を食道と大動脈とが通る．

④ 横隔膜には胸腔と腹腔を連絡する器官を通す3つの孔があり，①大動脈裂孔を下行大動脈，胸管，交感神経叢が，②食道裂孔を食道，迷走神経が，③大静脈孔を下大静脈が通る．

① だいどうみゃくれっこう/② しょくどうれっこう/③ だいじょうみゃくこう ×

●5 迷走神経は横隔膜を貫いて腹腔に入る．

⑤ 迷走神経は①延髄の外側溝を出て②頸静脈孔を通って，頭部より胸腔に入る．食道とともに横隔膜の食道裂孔を貫いて腹腔に入り，腹部内臓に分布する．

① えんずい/② けいじょうみゃくこう ○

●6 横隔膜の腱中心にあるのは食道裂孔である．

⑥ 横隔膜の腱中心には大静脈孔があり，腰椎部の①右脚と②左脚の筋線維に囲まれて食道裂孔がある．大動脈裂孔は椎体と右脚と左脚との間にある．

① うきゃく/② さきゃく ×

5.8 腹部の筋

1 腹直筋は体幹を前屈する．

① ①腹直筋は恥骨結合・結節より起始し，剣状突起，第5～7肋軟骨に付く．体幹を前屈し，肋骨を引き下げる（②補助呼気筋）．

① ふくちょくきん/② ほじょこききん　〇

2 白線は左右の腹直筋鞘が正中線上で癒合したものである．

② 左右の腹直筋の①腱膜は正中線で②癒合して，胸骨剣状突起から恥骨結合上縁まで張る強いひも状の白線をつくる．臍のところには③臍輪と呼ぶ孔があり，抵抗が弱く臍ヘルニアを起こすことがある．

① けんまく/② ゆごう/③ さいりん　〇

3 側腹筋の最内層に内腹斜筋がある．

③ 側腹部の筋は重なり合った3筋板よりなる．最外層から①外腹斜筋，中層が②内腹斜筋，最内層が③腹横筋である．

① がいふくしゃきん/② ないふくしゃきん/③ ふくおうきん　×

4 鼠径管は鼠径靱帯の直下を走る隙間である．

④ 上前腸骨棘と恥骨結節との間に張る①鼠径靱帯は外腹斜筋の腱膜下縁が肥厚したもので，鼠径管が鼠径靱帯内側半部のすぐ上を走る．鼠径管は，腹腔の入り口（②深鼠径輪）から前内下方に貫き皮下の出口（③浅鼠径輪）までの管である．

① そけいじんたい/② しんそけいりん/③ せんそけいりん　×

6. 上肢の解剖

6.1 上肢の骨

1 鎖骨と肩甲骨とを上肢帯骨という．

① 鎖骨と肩甲骨とを①上肢帯骨といい，体幹と上腕骨とを連結する．鎖骨は胸骨上端と②肩峰との2カ所で関節し，肩甲骨は胸郭の背面にあって，鎖骨および上腕骨と関節する．

① じょうしたいこつ/② けんぽう　〇

第2章 運動器系

| 問　題 | 解説と解答 |

6.1 上肢の骨

●2 鎖骨の外側端を肩峰という．

② 肩甲骨背（後）面の①肩甲棘の外側端を肩峰という．鎖骨の外側端は肩峰端といい，肩峰との間に②肩鎖関節をつくる．

① けんこうきょく/② けんさかんせつ　　×

●3 烏口突起は上腕骨上端より突出する．

③ ①烏口突起は，②肩甲骨上縁の外側端より前方に突出する突起で，鎖骨下窩（三角筋胸筋三角）の深部で触れる．

① うこうとっき/② けんこうこつじょうえん　　×

●4 上腕骨顆の後面に尺骨神経溝がある．

④ ①上腕骨顆の内側上方部が突出したものが内側上顆である．この内側上顆の後面には縦に②尺骨神経溝があり，尺骨神経が通る．

① じょうわんこつか/② しゃっこつしんけいこう　　×

●5 上腕骨体の橈骨神経溝を橈骨神経が通る．

⑤ ①上腕骨体の後面に，上内側より下外側に向うラセン状に走る浅い②橈骨神経溝があり，橈骨神経が通る．

① じょうわんこつたい/② とうこつしんけいこう　　○

●6 前腕の外側に尺骨，内側に橈骨がある．

⑥ 前腕には2本の長骨がある．尺骨は前腕内側に，橈骨は前腕外側にある．両骨は上・下①橈尺関節（②車軸関節）で連結している．

① とうしゃくかんせつ/② しゃじくかんせつ　　×

●7 手根骨は片側に7個ある．

⑦ ①手根骨は，短骨が4個ずつ2列に並び8個ある．近位には外側より②舟状骨，月状骨，三角骨，③豆状骨，遠位には大菱形骨，小菱形骨，有頭骨，④有鈎骨が並んでいる．

① しゅこんこつ/② しゅうじょうこつ/③ とうじょうこつ/④ ゆうこうこつ　　×

第2章 運動器系

| 問　題 | 解説と解答 |

6.2 上肢帯の関節と靱帯

● 1　胸鎖関節の構造は球関節である．

① ①胸鎖関節は，鎖骨内側端と②胸骨鎖骨切痕との間の③鞍関節である．関節円板の介在により球関節同様の運動を行う．

① きょうさかんせつ/② きょうこつさこつせっこん/③ あんかんせつ　×

● 2　肩関節は球関節であり，多軸性関節である．

② ①肩関節は，肩甲骨関節窩と上腕骨頭からなり，関節頭も関節窩も浅い半球状の球関節で，肩関節の屈曲，伸展，内転，外転，②内旋，③外旋のあらゆる方向への運動を行う④多軸性関節である．

① かたかんせつ/② ないせん/③ がいせん/③ たじくせいかんせつ　○

● 3　肩関節の関節窩には関節唇がある．

③ 肩甲骨の①関節窩は上腕骨頭の関節面に対し浅いので，関節窩の周縁が線維軟骨性の②関節唇によって補われる．

① かんせつか/② かんせつしん　○

6.3 自由上肢の関節と靱帯

● 1　肘関節は複関節である．

① ①肘関節は上腕骨下端，橈骨上端，尺骨上端の3骨で構成され，腕尺関節，②腕橈関節，上橈尺関節の3つの関節からなる③複関節である．

① ちゅうかんせつ/② わんとうかんせつ/② ふくかんせつ　○

● 2　肘関節には関節内靱帯がある．

② 肘関節の靱帯は関節外靱帯（関節包外靱帯）で，内側①側副靱帯，外側側副靱帯，②橈骨輪状靱帯があって，関節包の補強と過度の運動を防ぐ作用がある．

① そくふくじんたい/② とうこつりんじょうじんたい　×

| 問　題 | 解説と解答 |

6.3　自由上肢の関節と靱帯

● 3　腕尺関節は肘の屈伸の運動を行う．

③　①腕尺関節は②上腕骨滑車と尺骨の滑車切痕との間の蝶番関節で，肘関節の屈伸を行う．

① わんしゃくかんせつ/② じょうわんこつかっしゃ　〇

● 4　下橈尺関節は車軸関節である．

④　①下橈尺関節は，尺骨の②関節環状面と橈骨の尺骨切痕との間の車軸関節で，上橈尺関節とともに前腕の回旋（回内，回外）を行う．

① かとうしゃくかんせつ/② かんせつかんじょうめん　〇

● 5　近位橈尺関節は車軸関節である．

⑤　①近位橈尺関節（上橈尺関節）は橈骨頭の関節環状面と尺骨の橈骨切痕との間にできる②車軸関節で，下橈尺関節とともに前腕の回内，回外運動を行う．

① きんいとうしゃくかんせつ/② しゃじくかんせつ　〇

6.4　手の関節と靱帯

● 1　橈骨手根関節は楕円関節である．

①　①橈骨手根関節は，橈骨下端，関節円板と②舟状骨，月状骨，三角骨との間にできる楕円関節で，運動は手根の屈伸と内転（尺屈），外転（橈屈）を行う2軸性関節である．

① とうこつしゅこんかんせつ/② しゅうじょうこつ　〇

● 2　手関節の外転は内転より可動性が大きい．

②　①手関節は，②橈骨手根関節と手根間関節とを合わせたものである．手関節の外転は約15°，内転は約45°で，内転方向の可動域が大きい．

① しゅかんせつ/② とうこつしゅこんかんせつ　×

第2章 運動器系

6.4 手の関節と靱帯

● 3 手関節の運動は2軸性である．

③ 橈骨手根関節と①手根間関節とを総称して手関節という．手関節の運動は②2軸性で，屈曲（掌屈），伸展（背屈），内転（尺屈），外転（橈屈）運動を行う．

① しゅこんかんかんせつ/② にじくせい ○

● 4 母指の手根中手関節は球関節である．

④ ①母指の②手根中手関節は，第1中手骨底と③大菱形骨との間にできる鞍関節である．母指の屈曲，伸展，内転，外転，対立の運動を行う．

① ぼし/② しゅこんちゅうしゅかんせつ/③ だいりょうけいこつ ×

● 5 指節間関節は蝶番関節である．

⑤ 第2〜5指の①基節骨と②中節骨との間の近位指節間関節，中節骨と③末節骨との間の④遠位指節間関節および母指基節骨と末節骨との指節間関節は，いずれも蝶番関節である．

① きせつこつ/② ちゅうせつこつ/③ まっせつこつ/④ えんいしせつかんかんせつ ○

● 6 手根管を正中神経と9本の屈筋腱が通る．

⑥ 手根骨の①掌側面の手根溝に，②屈筋支帯が張ってできる管を③手根管という．なかを正中神経，長母指屈筋腱1本，浅指屈筋腱4本，深指屈筋腱4本が通る．

① しょうそくめん/② くっきんしたい/③ しゅこんかん ○

6.5 上肢帯の筋（肩甲部の筋）

● 1 三角筋と棘上筋とは肩関節の外転筋である．

① 三角筋は，肩甲棘，肩峰，および鎖骨外側1/3より起こり上腕骨の①三角筋粗面に付く．②棘上筋は棘上窩より上腕骨の大結節に付く．肩関節の外転は棘上筋の始動に始まり（約30°），のちに三角筋と共同して働く．

① さんかくきんそめん/② きょくじょうきん ○

| 問　題 | 解説と解答 |

6.5　上肢帯の筋（肩甲部の筋）

● 2　三角筋は肩関節の屈曲と伸展とに作用する．

② 三角筋は肩関節を覆う筋で，三角筋前部は肩関節の屈曲（前方挙上），後部は伸展（後方挙上）に働く．

○

● 3　三角筋は橈骨神経の支配を受ける．

③ 腋窩神経の支配である．腋窩神経は腕神経叢の後神経束より出て，①外側腋窩隙を通り上腕骨の後をまわって，三角筋と②小円筋とに分布する．

① がいそくえきかげき/② しょうえんきん

×

● 4　三角筋胸筋溝を尺側皮静脈が上行する．

④ ①三角筋胸筋溝を②橈側皮静脈が上行し，三角筋胸筋三角から腋窩静脈に注ぐ．三角筋胸筋溝は三角筋と大胸筋（鎖骨部）との境界の溝で，三角筋胸筋三角は鎖骨，三角筋，大胸筋との隙間（体表では鎖骨下窩という）である．

① さんかくきんきょうきんこう/② とうそくひじょうみゃく

×

● 5　小円筋と大円筋とは肩関節の外旋筋である．

⑤ ①小円筋は肩甲骨外側縁より上腕骨大結節に付き，肩関節を②外旋する．大円筋は肩甲骨下角より③上腕骨小結節稜に付き，肩関節の内転と内旋を行う．

① しょうえんきん/② がいせん/③ じょうわんこつしょうけっせつりょう

×

● 6　回旋腱板の構成に三角筋が関与する．

⑥ ①回旋腱板は②棘上筋，棘下筋，小円筋，肩甲下筋よりなる．4筋の腱は肩関節の腱板となり関節包を囲み，上腕骨大結節，および小結節に付く．肩関節の安定と補強，保護に関与する．

① かいせんけんばん/② きょくじょうきん

×

第2章 運動器系

| 問　題 | 解説と解答 |

6.6 上腕の筋

Ⅰ 屈筋群

●1 浅背筋はすべて腕神経叢の支配を受ける.

① ①浅背筋のうち僧帽筋は副神経と頸神経とに支配され，広背筋（②胸背神経），肩甲挙筋（③肩甲背神経），菱形筋（肩甲背神経）はいずれも腕神経叢の支配である．

① せんはいきん/② きょうはいしんけい/③ けんこうはいしんけい　　×

●2 力こぶをつくる筋は上腕二頭筋である.

② 上腕二頭筋は長頭と短頭とをもち，2頭は合して筋腹となり，収縮し肘を屈曲するときに力こぶをつくる．

○

●3 上腕二頭筋は肘関節の屈曲と回外運動を行う.

③ 上腕二頭筋は肩甲骨の関節上結節と①烏口突起より起始し，②橈骨粗面に付く2関節筋で，肩関節の屈曲と外転，肘関節の屈曲と回外を行う．

① うこうとっき/② とうこつそめん　　○

●4 肩関節腔を上腕二頭筋長頭の腱が通る.

④ 上腕二頭筋長頭の①腱は肩甲骨の②関節上結節から起こって，肩関節腔内を貫き，肩関節を安定に保つ作用をしている．

① けん/② かんせつじょうけっせつ　　○

●5 上腕筋は伸筋に属する.

⑤ 上腕筋は上腕骨前面より起始し，①尺骨粗面に付く．肘関節の強力な②屈筋である．

① しゃっこつそめん/② くっきん　　×

●6 上腕の屈筋は筋皮神経の支配である.

⑥ 上腕二頭筋と烏口腕筋は①筋皮神経支配である．上腕筋は筋皮神経と橈骨神経とによる②二重支配である．筋皮神経は腕神経叢の外側神経束より出て，筋枝を与えたのち肘窩の上で外側③前腕皮神経となる．

① きんぴしんけい/② にじゅうしはい/③ ぜんわんひしんけい　　×

6.6 上腕の筋

2 伸筋群

● 1 上腕三頭筋は肘関節の伸展に作用する．

① ①上腕三頭筋は，肩甲骨の関節下結節と上腕骨の後側より起始し，②肘頭に付く．肘関節伸展と肩関節伸展とに作用する．

① じょうわんさんとうきん/② ちゅうとう

○

● 2 上腕三頭筋を橈骨神経が支配する．

② 橈骨神経は腕神経叢の①後神経束から分枝し，上腕の橈骨神経溝を通って②肘窩の外側より前腕の橈側を下り，手に至る．上腕での筋枝は上腕三頭筋に分布する．

① こうしんけいそく/② ちゅうか

○

● 3 肘筋は屈筋で，正中神経の支配を受ける．

③ ①肘筋は伸筋で，上腕骨の外側上顆後面と②肘関節包に起始し，肘頭の外側面に付く．橈骨神経支配である．肘関節の伸展時に肘関節の関節包を引っ張り，関節運動を円滑にする．

① ちゅうきん/② ちゅうかんせつほう

×

6.7 前腕の筋

1 屈筋群

● 1 円回内筋は前腕の回内と屈曲を行う．

① ①円回内筋は上腕骨の内側上顆と尺骨の②鈎状突起より起始し，橈骨中央外側に付く．前腕の回内と屈曲とを行う．

① えんかいないきん/② こうじょうとっき

○

● 2 橈側手根屈筋は手関節の屈曲と内転とを行う．

② ①橈側手根屈筋は上腕骨の内側上顆より起始し，第2，第3中手骨底に付く．手関節の屈曲と外転（②橈屈）を行う．

① とうそくしゅこんくっきん/② とうくつ

×

6.7 前腕の筋

● 3 方形回内筋は正中神経支配である.

① ほうけいかいないきん/② せいちゅうしんけい

③ 前腕の屈筋群で，通常の前腕の回内は①<u>方形回内筋</u>が行う．強く回内するときは円回内筋も作用する．②<u>正中神経支配である</u>．

○

● 4 前腕の屈筋群は正中神経支配である.

① しんけいそく/② ぼしきゅうきん/③ しゅしょう

④ 正中神経は腕神経叢の内側①<u>神経束</u>と外側神経束とから出て，前腕の屈筋群（尺側手根屈筋と深指屈筋の尺側半は尺骨神経支配である）に筋枝を出した後，②<u>母指球筋</u>と③<u>手掌</u>の皮膚に分布する．

×

● 5 長掌筋は手関節を屈曲する.

① ちょうしょうきん/② しゅしょうけんまく

⑤ ①<u>長掌筋</u>は上腕骨の内側上顆より起始し，②<u>手掌腱膜</u>に付く．正中神経の支配を受け，手関節を屈曲する．

○

● 6 尺側手根屈筋は手根の屈曲と尺屈とを行う.

① しゃくそくしゅこんくっきん/② とうじょうこつ

⑥ ①<u>尺側手根屈筋</u>は上腕骨の内側上顆より，②<u>豆状骨</u>に付着した後，第5中手骨底に付く．手根の屈曲と内転（尺屈）を行う．

○

● 7 近位指節間関節の屈曲に深指屈筋が関与する.

① しんしくっきん/② ぜんわんこっかんまく

⑦ ①<u>深指屈筋</u>は尺骨前面と②<u>前腕骨間膜</u>より起始し，第2～5指の末節骨底に付く．第2～5指の遠位指節間関節を屈曲する．

×

● 8 浅指屈筋は遠位指節間関節を曲げる.

① せんしくっきん/② きんいしせつかんかんせつ

⑧ ①<u>浅指屈筋</u>は上腕骨内側上顆，尺骨粗面，橈骨上部前面より起始し，4腱に分かれ，第2～5指の中節骨底に付く．第2～5指の②<u>近位指節間関節</u>を屈曲する．

×

6.7 前腕の筋

2 伸筋群

● 1 腕橈骨筋は肘関節の屈曲を行う．

① ①腕橈骨筋は，上腕骨下部の外側より起始し，橈骨の②茎状突起に付く．橈骨神経支配を受け，肘関節の屈曲を行う．

① わんとうこつきん／② けいじょうとっき ○

● 2 長橈側手根伸筋は上腕骨の外側上顆から起こる．

② ①外側上顆に起始する筋は，短橈側手根伸筋，総指伸筋，小指伸筋，尺側手根伸筋，回外筋である．この共通の②起始腱（共通腱）の部位に③外傷性骨膜炎が起こる．腕橈骨筋と長橈側手根伸筋は上腕骨外側縁から起こる．

① がいそくじょうか／② きしけん／③ がいしょうせいこつまくえん ×

● 3 （総）指伸筋は手根を背屈し，手指を伸ばす．

③ ①〔総〕指伸筋は上腕骨の外側上顆より起始し，第2～5指の中節骨底と末節骨底とに付く．②手根を背屈，第2～5指を伸展する．

① 〔そう〕ししんきん／② しゅこん ○

6.8 手の筋

● 1 母指内転筋は正中神経に支配される．

① ①母指内転筋は尺骨神経支配である．尺骨神経は腕神経叢の内側神経束より出て，上腕骨の尺骨神経溝を通って前腕前面を下り，筋枝を出し②手掌に至る．

① ぼしないてんきん／② しゅしょう ×

● 2 小指球筋群は尺骨神経に支配される．

② ①小指球筋（小指外転筋，短小指屈筋，小指対立筋，②短掌筋）は尺骨神経支配を受ける．

① しょうしきゅうきん／② たんしょうきん ○

第2章 運動器系

問 題	解説と解答

6.8 手の筋

● 3 虫様筋は第2～5指の指節間関節を伸展する．

③ ①虫様筋は深指屈筋腱より起始し，第2～5指基節骨底と②指背腱膜とに付く．第2～5指基節の屈曲，近位および遠位指節間関節を伸展する．

① ちゅうようきん/② しはいけんまく

○

● 4 骨間筋は正中神経の支配を受ける．

④ ①骨間筋には掌側骨間筋（3筋）と背側骨間筋（4筋）とがある．②掌側骨間筋は第3指を中心に指の内転，③背側骨間筋は第3指を中心に指の外転を行い，両筋とも尺骨神経が支配する．

① こっかんきん/② しょうそく/③ はいそく

×

7. 下肢の解剖

7.1 下肢の骨

Ⅰ 下肢帯の骨

● 1 腸骨，坐骨，恥骨の3骨を合わせて寛骨という．

① 下肢骨は下肢帯（寛骨）と，自由下肢骨（大腿，下腿，足の骨）に大別される．①寛骨は骨盤の前および側壁をなす板状の骨で，腸骨，坐骨，恥骨の3骨からなる．外側面中央の②寛骨臼に大腿骨頭を入れ，股関節をつくる．

① かんこつ/② かんこつきゅう

○

● 2 閉鎖孔は腸骨，坐骨，恥骨で囲まれている．

② ①閉鎖孔は②坐骨と③恥骨で囲まれてできた孔で，大部分は靱帯性の膜（閉鎖膜）で閉ざされている．孔前上方に膜のない部分があり，これを閉鎖管という．

① へいさこう/② ざこつ/③ ちこつ

×

7.1 下肢の骨

● 3 寛骨臼は腸骨，坐骨，恥骨の癒合部位にある．

③ 寛骨臼は寛骨の外側中央で，腸骨，坐骨，恥骨の癒合した部位であり，大腿骨と股関節を作る．寛骨臼は月状面，①<u>寛骨臼窩</u>，②<u>寛骨臼切痕</u>とからなる．

① かんこつきゅうか／② かんこつきゅうせっこん

○

● 4 幼児期の寛骨は軟骨結合である．

④ 幼児期の寛骨は，腸骨，坐骨，恥骨が軟骨結合しているが，成人では3骨が骨結合（骨化）して1個の寛骨となる．

○

2 骨 盤

● 1 骨盤は寛骨，仙骨，尾骨で形成される．

① ①<u>骨盤</u>は，左右の寛骨，仙骨，尾骨の3骨で形成される．左右の寛骨は側壁と前壁をつくり，②<u>仙骨</u>と③<u>尾骨</u>は後壁をつくる．

① こつばん／② せんこつ／③ びこつ

○

● 2 骨盤の各骨の連結には，骨結合，軟骨結合，関節の3つがある．

② 骨盤の腸骨，坐骨，恥骨は互いに骨結合し，仙骨は腸骨と①<u>仙腸関節</u>で，左右恥骨は線維性の②<u>軟骨結合</u>で連結する．

① せんちょうかんせつ／② なんこつけつごう

○

● 3 骨盤は分界線により，大骨盤と小骨盤に分かれる．

③ 骨盤は左右①<u>分界線</u>（仙骨の②<u>岬角</u>より恥骨結合上縁に至る隆線）により，上方を大骨盤，下方を小骨盤に分ける．大骨盤に腹腔内臓，小骨盤に骨盤内臓を入れ保護する．

① ぶんかいせん／② こうかく

○

● 4 ヤコビー線は左右の上前腸骨棘を結ぶ線をいう．

④ ヤコビー線は左右の①<u>腸骨稜</u>の頂点を結ぶ線をいう．普通第4腰椎の②<u>棘突起</u>の高さにあたる．

① ちょうこつりょう／② きょくとっき

×

第2章 運動器系

7.1 下肢の骨

3 骨盤の性差

1 女性骨盤の特徴として小骨盤腔は低くて広い.

① せいさ/② しょうこつばんくう

① 骨盤は①<u>性差</u>の大きい骨格で，女性の②<u>小骨盤腔</u>は男性に比べ低くて，広い．

○

2 女性の仙骨の岬角は男性に比べ突出している.

① たけ/② わんきょくど

② 一般に女性の仙骨は男性に比べ①<u>丈</u>が低く，幅が広く，②<u>彎曲度</u>が小さい．岬角の前方への突出も弱い．

×

3 恥骨下角は男性が大きく，女性の方が小さい.

① ちこつかかく/② ちこつきゅう

③ ①<u>恥骨下角</u>は，恥骨結合の下縁で左右の②<u>恥骨弓</u>がなす角をいう．男性の方が小さく（50〜60°），女性の方が大きい（70〜90°）．

×

4 自由下肢の骨

1 大腿骨幹上端の外上方の隆起を大転子という.

① だいたいこっとう/② だいたいこつけい/③ りゅうき

① 大腿骨の上端を①<u>大腿骨頭</u>，すぐ下を②<u>大腿骨頸</u>とよび，大腿骨幹上端の外上方の③<u>隆起</u>を大転子という．

○

2 膝蓋骨は大腿四頭筋の種子骨である.

① しつがいこつ/② だいたいしとうきんけん/③ しゅしこつ/④ しつがいじんたい

② ①<u>膝蓋骨</u>は②<u>大腿四頭筋腱</u>の中に発生した人体中最大の③<u>種子骨</u>で，大腿四頭筋腱が付着する．膝蓋骨後面は大腿骨下端の膝蓋面と関節し，骨と腱の摩擦を防ぐ．膝蓋骨と脛骨粗面とは④<u>膝蓋靱帯</u>で結ばれる．

○

第2章 運動器系

| 問　題 | 解説と解答 |

7.1 下肢の骨

● 3　脛骨は下腿の外側に，腓骨は下腿の内側に位置する．

③ 下腿には2本の長骨があり，下腿の内側に①脛骨，外側に②腓骨が位置する．両骨は上方で脛腓関節，下方は③脛腓靱帯結合で連結する．

① けいこつ/② ひこつ/③ けいひじんたいけつごう　　×

● 4　足根骨は片側に7個ある．

④ 足根骨に①距骨，②踵骨，舟状骨，内側③楔状骨，中間楔状骨，外側楔状骨，④立方骨の7個の骨がある．踵骨は足根骨最大の骨で，踵をつくる．

① きょこつ/② しょうこつ/③ けつじょうこつ/③ りっぽうこつ　　○

7.2 下肢の関節と靱帯

1 下肢帯の関節

● 1　仙腸関節は平面関節である．

① ①仙腸関節は，寛骨の腸骨②耳状面と仙骨の耳状面との関節である．平面関節で，関節腔は狭く関節包に強い靱帯が固着して，可動性はほとんどない（半関節）．

① せんちょうかんせつ/② じじょうめん　　○

● 2　股関節は臼状関節で，多軸性関節である．

② ①股関節は，寛骨臼と大腿骨頭とからなる球関節（股関節は関節窩が深いため②臼状関節とも呼ばれる）で，股関節の屈伸，外転，内転，外旋，内旋運動を行う多軸性関節である．

① こかんせつ/② うすじょうかんせつ　　○

2 下肢帯の靱帯

● 1　鼠径靱帯は腸骨と恥骨との間に張る．

① ①鼠径靱帯は外腹斜筋の停止腱が厚くなったもので，腸骨の②上前腸骨棘と恥骨の恥骨結節との間に張っている．体幹と体肢を境し，体表の鼠径溝の真下にある．

① そけいじんたい/② じょうぜんちょうこっきょく　　○

第2章 運動器系

7 下肢の解剖

7.2 下肢の関節と靱帯

● 2　股関節には関節内靱帯がある．

② 股関節腔内には，関節内靱帯の①<u>大腿骨頭靱帯</u>があり，②<u>寛骨臼窩</u>から大腿骨頭窩に付く．関節の補強靱帯としての意義は少ない．

① だいたいこっとうじんたい/② かんこつきゅうか　　○

● 3　大腿骨頭靱帯は血液供給の経路をなす．

③ 大腿骨頭靱帯は寛骨臼窩と大腿骨頭窩を結ぶ靱帯で，靱帯のなかを大腿骨頭を栄養する血管が通る．

○

● 4　腸骨大腿靱帯は股関節の過伸展を防ぐ．

④ ①<u>腸骨大腿靱帯</u>は，下前腸骨棘より②<u>転子間線</u>に付く靱帯で，その形状から③<u>Y靱帯</u>ともいう．股関節の関節包の前面を覆う最強の靱帯で，股関節伸展時に緊張して股関節の過伸展を防ぐ．

① ちょうこつだいたいじんたい/② てんしかんせん/③ わいじんたい　　○

[3] 鼠径部：鼠径管，筋裂孔，血管裂孔

● 1　鼠径管を精索（男性）と子宮円索（女性）が通る．

① 鼠径管は，鼠径靱帯の直上で腹筋を後外側より前内側に貫く長さ4〜5 cmの管で，管の外口を①<u>浅鼠径輪</u>，内口を②<u>深鼠径輪</u>という．鼠径管を男子では③<u>精索</u>，女子では④<u>子宮円索</u>が通る．

① せんそけいりん/② しんそけいりん/③ せいさく/④ しきゅうえんさく　　○

● 2　血管裂孔を大腿神経と大腿動脈とが通る．

② ①<u>血管裂孔</u>は，鼠径靱帯と寛骨との間の間隙の内側部で，大腿動脈と大腿静脈とが通る．血管裂孔は②<u>大腿三角</u>に続き，さらに内転筋管から（内転筋）腱裂孔を通り膝窩に開く．大腿神経は外側の筋裂孔を通る．

① けっかんれっこう/② だいたいさんかく　　×

7.2 下肢の関節と靱帯

● 3 筋裂孔は血管裂孔の内側にある．

③ 鼠径靱帯と寛骨との間の間隙は，外側部を①筋裂孔といい，②腸腰筋と大腿神経とが通る．内側部は血管裂孔で，大腿動脈と大腿静脈とが走る．

① きんれっこう/② ちょうようきん ×

4 膝関節と靱帯

● 1 膝関節は大腿骨，膝蓋骨，脛骨，腓骨よりなる．

① ①膝関節は，大腿骨下端（内側顆，外側顆）と脛骨上面（内側顆，外側顆）および膝蓋骨の3骨で構成される②複関節である．関節腔内には関節半月がある．

① しつかんせつ/② ふくかんせつ ×

● 2 膝関節は蝶番関節で，屈伸のみの運動を行う．

② 膝関節は形態的に①顆状関節（平面関節のように，関節頭が関節窩に嵌入していないで，靱帯で固定されているもの）で，膝関節の屈曲と伸展のほかに，膝を曲げた状態で②下腿の内旋と外旋が可能である．機能的には蝶番関節である．

① かじょうかんせつ/② かたい ×

● 3 膝関節には関節内靱帯がある．

③ 膝関節腔内に，X状に交差する前・後①十字靱帯がある．前十字靱帯は，大腿骨顆間窩の後より②脛骨前顆間区につき，後十字靱帯は，大腿骨顆間窩の前より脛骨後顆間区につく．前者は脛骨の前方への滑りを，後者は後方への滑りを防ぐ．

① じゅうじじんたい/② けいこつぜんかかんく ○

第2章 運動器系

7　下肢の解剖

7.2　下肢の関節と靱帯

●4 膝関節は関節半月を有する．

④ 膝関節の関節腔内に，線維軟骨性の①<u>関節半月</u>（内側関節半月と外側関節半月）がある．このため②<u>緩衝作用</u>があり，また，関節の関節面と関節半月とが安定な位置に適合する．　○

① かんせつはんげつ／② かんしょうさよう

5　距腿関節と靱帯

●1 距腿関節は上跳躍関節である．

① ①<u>距腿関節</u>（狭義の足関節）は脛骨の遠位端・腓骨の遠位端と距骨との間にできる複関節である．この関節を②<u>上跳躍関節</u>ともいう．　○

① きょたいかんせつ／② じょうちょうやくかんせつ

●2 距腿関節の関節頭は脛骨である．

② 距腿関節は，脛骨の下関節面と①<u>内果関節面</u>，腓骨の②<u>外果関節面</u>が関節窩を形成し，距骨滑車が関節頭となって構成される蝶番関節（ラセン関節）である．　×

① ないかかんせつめん／② がいかかんせつめん

●3 距腿関節は顆状関節である．

③ 足の屈曲（①<u>底屈</u>）と伸展（②<u>背屈</u>）とを行う蝶番関節（ラセン関節）である．底屈位では内旋と外旋を行う．　×

① ていくつ／② はいくつ

●4 足の三角靱帯は距腿関節の内側にある．

④ 三角靱帯は距腿関節の内側にあって①<u>脛踵部</u>，②<u>脛舟部</u>，③<u>後脛距部</u>，前脛距部の4線維束からなり，脛骨，距骨，踵骨，舟状骨を結合する．　○

① けいしょうぶ／② けいしゅうぶ／③ こうけいきょぶ

7.2 下肢の関節と靱帯

● 5 距骨下関節は顆状関節で，足の内反，外反を行う．

⑤ 距骨下関節（①下後跳躍関節）は，距骨下面と踵骨上面との間の前・後距踵関節よりなる②顆状関節で，③距踵舟関節と連動し，足の内がえし（内反），外がえし（外反）を行う．

① かこうちょうやくかんせつ/② かじょうかんせつ/③ きょしょうしゅうかんせつ ○

6 足の関節と靱帯

● 1 足の屈伸運動は主に距骨下関節で行う．

① 足の底屈，背屈運動は距腿関節で行われ，距骨下関節は内転，外転と内がえし，外がえし運動を行う．

×

● 2 横足根関節をショパール関節という．

② ①横足根関節はショパール関節ともいい，②踵立方関節と③距舟関節の2つからなり横に並び，機能的に横一線に作用する．リスフラン関節とともに外科的切断部位である．

① おうそっこんかんせつ/② しょうりっぽうかんせつ/③ きょしゅうかんせつ ○

● 3 中足指節関節をリスフラン関節という．

③ リスフラン関節は①足根中足関節で，足根骨遠位列と中足骨底との間の②平面関節である．この関節は足根骨と中足骨で横一線になる．

① そっこんちゅうそくかんせつ/② へいめんかんせつ ×

7.3 下肢帯の筋

1 内寛骨筋，回旋筋

● 1 腸腰筋は股関節の屈曲を行う．

① ①腸腰筋は腸骨筋と②大腰筋とからなり，腸腰筋は腸骨窩，大腰筋は腰椎体・肋骨突起より起始し，ともに大腿骨小転子に停止する．股関節を屈曲する．

① ちょうようきん/② だいようきん ○

第2章 運動器系

7.3 下肢帯の筋

●2 股関節の内旋に大腿方形筋が関与する．

② ①大腿方形筋は坐骨結節から起こり，大腿骨転子間稜に停止する．股関節の強力な②外旋筋であり，内転筋としても作用する．

① だいたいほうけいきん/② がいせんきん ×

●3 大坐骨孔を上・下の孔に二分するのは双子筋である．

③ ①大坐骨孔を二分するのは②梨状筋である．仙骨前面から起こり，大坐骨孔を横切って大腿骨の大転子の内側面に停止する．梨状筋の上方を梨状筋上孔，下方を梨状筋下孔といい，大坐骨孔を二分する．

① だいざこつこう/② りじょうきん ×

●4 梨状筋下孔を坐骨神経が通る．

④ 梨状筋上孔は上殿動・静脈，①上殿神経が通り，梨状筋下孔には坐骨神経，後大腿皮神経，②下殿神経，陰部神経，下殿動・静脈，内陰部動・静脈が通過する．

① じょうでんしんけい/② かでんしんけい ○

2 殿筋群

●1 大殿筋は股関節の伸展と外旋とに関与する．

① ①大殿筋は腸骨，仙骨，尾骨などの後面より起始し，大腿骨の②殿筋粗面に付く．股関節の伸展と外旋とを行う．

① だいでんきん/② でんきんそめん ○

●2 大殿筋と腸腰筋は互いに拮抗筋である．

② 同一の方向に運動する筋を①協力筋，反対の運動を行う筋を②拮抗筋という．大殿筋は股関節の伸展に，腸腰筋は股関節の屈曲に作用し，互いに拮抗筋である．

① きょうりょくきん/② きっこうきん ○

7.3 下肢帯の筋

● 3　中殿筋は股関節の外転を行う．

　① ちゅうでんきん/② がいてん

③ ①中殿筋は腸骨後面より起始し，大腿骨大転子に停止する．股関節の②外転を行う．上殿神経が支配する．

○

● 4　小殿筋は股関節の内旋筋である．

　① しょうでんきん/② ないせん

④ ①小殿筋は腸骨後面より起始し，大腿骨大転子の前面に停止する．股関節の②内旋と外転を行う．上殿神経支配である．

○

● 5　大腿筋膜張筋は大腿を屈曲する．

　① だいたいきんまくちょうきん/② ちょうけいじんたい

⑤ ①大腿筋膜張筋は腸骨の上前腸骨棘から起始し，②腸脛靱帯を経て脛骨粗面に付く．作用は大腿の内旋，屈曲，外転である．

○

● 6　中殿筋と小殿筋の麻痺で，トレンデレンブルグ歩行が起こる．

　① まひ/② こつばん

⑥ 股関節の外転筋（中殿筋，小殿筋など）の①麻痺によって歩行の際に②骨盤が脚をあげた側に傾く歩き方（トレンデレンブルグ歩行）になる．

○

7.4　大腿の筋

1　伸筋群

● 1　股関節と膝関節を屈曲する筋は縫工筋である．

　① ほうこうきん/② けいこつそめん

① ①縫工筋は上前腸骨棘から起こり，②脛骨粗面の内側に停止する．作用は股関節と膝関節との屈曲である．また股関節の屈曲した状態で外転と外旋，膝関節の屈曲した状態で内旋する．

○

7.4 大腿の筋

●2 大腿四頭筋の大腿直筋は単関節筋である．

② 単関節筋とは，筋の起始部より付着部に至る間に1つの関節をまたぐ筋をいう．①大腿四頭筋は②大腿直筋，③外側広筋，中間広筋，内側広筋とからなる．直筋は下前腸骨棘，寛骨臼上縁から起こり，膝蓋骨から脛骨粗面に付く．股関節の屈曲と膝関節の伸展を行う．2関節筋である．

① だいたいしとうきん/② だいたいちょっきん/③ がいそくこうきん

×

●3 膝蓋腱反射では，大腿四頭筋が収縮する．

③ 大腿四頭筋は下前腸骨棘（大腿直筋），大腿骨粗線外側唇（外側広筋）・内側唇（内側広筋），大腿骨前面（中間広筋）より起始し，①膝蓋骨に付き，さらに膝蓋靱帯となり，②脛骨粗面に停止する．膝蓋腱反射のさい収縮し，下腿を伸ばす．

① しつがいこつ/② けいこつそめん

○

2 内転筋群

●1 薄筋は股関節の内転と膝関節の屈曲，内旋とを行う．

① ①薄筋は②恥骨下枝の前面から起始し，脛骨粗面の内側に付く．作用は股関節の内転と，膝関節の屈曲，内旋とを行う．

① はくきん/② ちこつかし

○

●2 長内転筋の大腿骨の停止部に内転筋腱裂孔がある．

② ①内転筋腱裂孔は②大内転筋腱が大腿骨の骨幹部に停止する腱と内側上顆に停止する腱との間にある孔である．内転筋管はこの腱裂孔を通り膝窩に続く．

① ないてんきんけんれっこう/② だいないてんきんけん

×

●3 大腿内転筋群（恥骨筋を除く）は大腿神経の支配である．

③ 大腿の内転筋群は①閉鎖神経支配である．閉鎖神経は②腰神経叢から起こり，閉鎖管を通り大腿内転筋群を支配する．恥骨筋は大腿神経の支配を受ける．

① へいさしんけい/② ようしんけいそう

×

7.4 大腿の筋

3 屈筋群（大腿二頭筋）

● 1 大腿二頭筋は脛骨神経と総腓骨神経とに支配される．

① 坐骨神経は①総腓骨神経と脛骨神経に分かれ，総腓骨神経は②大腿二頭筋短頭を，脛骨神経は大腿二頭筋長頭を支配する．

① そうひこつしんけい/② だいたいにとうきん

○

● 2 大腿二頭筋は股関節の伸展と膝関節の屈曲とを行う．

② 大腿二頭筋長頭は①坐骨結節から，短頭は大腿骨後面から起始し，②腓骨頭に付く．膝関節の屈曲と股関節の伸展を行う．

① ざこつけっせつ/② ひこつとう

○

● 3 膝関節屈曲位で下腿を内旋する筋は大腿二頭筋である．

③ 下腿を内旋する筋は①半膜様筋と②半腱様筋で，③縫工筋と薄筋は補助動筋である．大腿二頭筋は下腿の外旋に働く．

① はんまくようきん/② はんけんようきん/③ ほうこうきん

×

4 屈筋群（半腱様筋，半膜様筋）

● 1 半腱様筋は伸筋に属する．

① 半腱様筋は大腿の屈筋で，坐骨結節より起始し，脛骨粗面に付く2関節筋である．股関節の伸展と膝関節の屈曲，内旋を行う．

×

● 2 半膜様筋は膝関節で下腿の屈曲を行う．

② 半膜様筋は，坐骨結節から脛骨内側顆に付く2関節筋である．股関節で大腿の伸展，膝関節で下腿の屈曲と内旋とを行う．

○

● 3 鵞足は大腿の屈筋群の付着腱でできる．

③ ①鵞足は，浅鵞足（縫工筋，薄筋，半腱様筋）と深鵞足（半膜様筋）の付着腱が合して②下腿筋膜に重なって強い腱膜となったものである．

① がそく/② かたいきんまく

×

7.4 大腿の筋

● 4 半腱様筋,半膜様筋は脛骨神経支配である.

④ 脛骨神経は膝窩の上方で坐骨神経から分かれ,筋枝を大腿二頭筋,半腱様筋,半膜様筋と下腿の屈筋とに与え,足底に至る.

○

5 屈筋群（ハムストリングス）

● 1 ハムストリングスとは,半腱様筋と半膜様筋との総称をいう.

① 大腿の後面にある屈筋群の,①<u>大腿二頭筋</u>,半腱様筋,半膜様筋の3筋を総称してハムストリングスという.②<u>直立歩行</u>には重要な筋で,麻痺すると股関節を伸展位に保持できず前方に転倒する.脛骨神経の支配である（大腿二頭筋の短頭だけは総腓骨神経の支配）.

① だいたいにとうきん/② ちょくりつほこう

×

● 2 ハムストリングスは2関節筋で,股関節の伸展と膝関節の屈曲に働く.

② 大腿二頭筋の長頭,半膜様筋,半腱様筋の3筋は坐骨結節から起こり,大腿二頭筋は①<u>腓骨頭</u>,半膜様筋は脛骨内側顆,半腱様筋は②<u>脛骨粗面</u>に停止する2関節筋（大腿二頭筋の短頭を除く）である.股関節の伸展と膝関節の屈曲とを行う.

① ひこつとう/② けいこつそめん

○

6 内転筋管,スカルパ三角

● 1 内転筋管は半膜様筋と大内転筋との間にできる.

① ①<u>内転筋管</u>は大腿の内側にある管で,外側壁は内側広筋,内側壁は大内転筋と長内転筋との間に筋膜が張ってできる.上方は大腿三角に,下方は内転筋腱裂孔に続く.大腿動脈,大腿静脈,②<u>大伏在静脈</u>とが通る.

① ないてんきんかん/② だいふくざいじょうみゃく

×

7.4 大腿の筋

● 2 スカルパ三角は鼠径靱帯，縫工筋，大内転筋からなる．

② スカルパ三角は，①大腿三角ともいう．鼠径靱帯の下方で大腿前面の上部にあり，鼠径靱帯，縫工筋，②長内転筋とに囲まれた三角形のくぼみで，大腿神経，大腿動・静脈，リンパ節がある．この三角の深側に大腿骨頭がある．

① だいたいさんかく/② ちょうないてんきん ×

7.5 下腿の筋

1 伸筋群

● 1 足の背屈と内反とを行う筋は前脛骨筋である．

① 前脛骨筋は脛骨の上外側面と①下腿骨間膜とより起始し，②内側楔状骨と第 1 中足骨底との底面に付く．足の③背屈と④内反とを行う．

① かたいこっかんまく/② ないそくけつじょうこつ/③ はいくつ/④ ないはん ○

● 2 足根の背内側部で触れる腱は前脛骨筋腱である．

② ①足根の背側部には，内側から②前脛骨筋腱，長母指伸筋腱，長指伸筋腱の順に腱が並んでおり触れることができる．

① そっこん/② ぜんけいこつきんけん ○

● 3 前脛骨筋は浅腓骨神経の支配を受ける．

③ 下腿の伸筋群（前脛骨筋，①長母指伸筋，②長指伸筋，第 3 腓骨筋）はすべて③深腓骨神経の支配を受ける．

① ちょうぼししんきん/② ちょうししんきん/③ しんひこつしんけい ×

第2章 運動器系

問題	解説と解答

7.5 下腿の筋

2 腓骨筋群

● 1　長腓骨筋は足の底屈と外反とを行う．

① 伸筋群のうち外側にある2つの筋（長・短腓骨筋）は腓骨筋群ともいう．長腓骨筋は腓骨頭と腓骨外側より起こり，①<u>外果</u>の後下方を通り，第1，第2②<u>中足骨底</u>と内側楔状骨底とに停止する．足の底屈と外反とを行う．

① がいか/② ちゅうそっこつてい　　　○

● 2　短腓骨筋腱は外果の前方を通り足根骨に付く．

② ①<u>短腓骨筋</u>は腓骨外側と②<u>下腿筋間中隔</u>から起こり，腱は外果の後下方を通って，第5中足骨底に付く．短腓骨筋腱は外果の後方で触れられる．

① たんひこつきん/② かたいきんかんちゅうかく　　　×

● 3　腓骨筋は深腓骨神経支配を受ける．

③ 総腓骨神経は，腓骨上端の外側で①<u>浅腓骨神経</u>と②<u>深腓骨神経</u>とに分かれる．腓骨筋群（長腓骨筋，短腓骨筋）は浅腓骨神経，下腿の伸筋群は深腓骨神経の支配を受ける．

① せんひこつしんけい/② しんひこつしんけい　　　×

3 屈筋群

● 1　下腿三頭筋は腓腹筋とヒラメ筋とからなる．

① 下腿三頭筋は浅層の①<u>腓腹筋</u>と深層のヒラメ筋とからなり，下腿後面のフクラハギを作る．②<u>脛骨神経</u>の支配を受ける．

① ひふくきん/② けいこつしんけい　　　○

7.5 下腿の筋

● 2 アキレス腱は腓腹筋の腱とヒラメ筋の腱からなる．

② 腓腹筋は大腿骨の内側上顆と外側上顆より起始し，ヒラメ筋は脛骨のヒラメ筋線より起始する．ヒラメ筋と腓腹筋の腱は合して①踵骨腱（アキレス腱）となり，②踵骨隆起に停止する．ヒラメ筋は足関節の底屈を行う．

① しょうこつけん/② しょうこつりゅうき ○

● 3 腓腹筋は2関節筋で脛骨神経の支配を受ける．

③ 腓腹筋は大腿骨の内側上顆と外側上顆に起始し，踵骨に付く2関節筋で，足関節が背屈位のとき膝関節の屈曲筋として，膝関節が伸展位のとき底屈筋として作用する．脛骨神経の支配を受ける．

○

● 4 後脛骨筋は足の底屈に作用する．

④ ①後脛骨筋は脛骨，腓骨，下腿骨間膜の後面上半より起始し，舟状骨，内側②楔状骨，中間楔状骨，立方骨，第2～第3中足骨底に停止する．足の底屈と内反とを行う．

① こうけいこつきん/② けつじょうこつ ○

● 5 後脛骨筋腱は内果の後下方を通って足底に向かう．

⑤ 下腿後面の深層の屈筋群（長母指屈筋，長指屈筋，後脛骨筋）の腱は，①内果の後下方の②屈筋支帯の下を通過して足底に達する．

① ないか/② くっきんしたい ○

● 6 足底筋は深腓骨神経の支配を受ける．

⑥ 足の筋群は①足背筋と②足底筋に分けられる．足背筋群は深腓骨神経，足底筋群は脛骨神経（内側足底神経，外側足底神経）の支配である．

① そくはいきん/② そくていきん ×

第3章 脈管系（循環器系）

問　題　　　　解説と解答

1. 脈管系概説

1.1 体循環と肺循環

● 1　体循環を小循環という．

① 体循環は左心室から出た血液が大動脈を通り全身に分布し，静脈から上・下大静脈となり右心房に帰る経路をいう．体循環を①大循環ともいい，肺循環は②小循環ともいう．

① だいじゅんかん/② しょうじゅんかん　　×

● 2　肺循環では動脈を静脈血，静脈を動脈血が流れる．

② ①肺循環とは，②右心室からでた肺動脈が肺に入り，肺でガス交換して肺静脈となり③左心房に入るまでの経路をいう．肺動脈には静脈血，肺静脈には動脈血が流れる．

① はいじゅんかん/② うしんしつ/③ さしんぼう　　○

1.2 血管の種類と構造

● 1　血管壁は内膜，中膜，外膜の3層からなる．

① 血管壁は基本的に内膜，中膜，外膜の3層からなる．内膜は，①内皮細胞，少量の結合組織，②内弾性板とからなり，中膜は平滑筋で弾性線維を含み，外膜は疎性結合組織からなる．

① ないひさいぼう/② ないだんせいばん　　○

1.2 血管の種類と構造

2 動脈の中膜は静脈の中膜に比べて薄い．

② 動脈の中膜は①輪走の平滑筋と多数の②弾性線維を含み，一般的に厚い．静脈の中膜は平滑筋，弾性線維とも，少なく薄い．

① りんそうのへいかつきん/② だんせいせんい ×

3 毛細血管の壁は内皮と基底膜からなる．

③ ①毛細血管の壁は薄く物質の交換が行われる．中膜と外膜がなく1層の扁平な内皮細胞と薄い②基底膜からなる．

① もうさいけっかん/② きていまく ○

4 静脈に静脈弁が存在する．

④ 静脈系には，血液の①逆流を防ぐため静脈弁がある．弁は②内膜が③半月形のポケット状に突出した内膜ヒダである．通常1カ所で向かい合って突出し対をなす．とくに四肢の静脈に発達している．脳内の静脈には弁がない．

① ぎゃくりゅう/② ないまく/③ はんげつけい ○

1.3 血管の吻合

1 動脈と静脈との直接の連絡を動静脈吻合という．

① 毛細血管を介さないで，細動脈と細静脈とが直接連絡することを①動静脈吻合という．血液は動脈から直接静脈へ流れる．②指尖，口唇，胃腸，腎臓，陰茎などにみられる．

① どうじょうみゃくふんごう/② しせん ○

2 動脈と動脈との間に吻合をもつ血管を終動脈という．

② ①終動脈は細動脈と細動脈の間に連絡する枝がなく，吻合を欠くものである．吻合があっても，分布域の血液供給が不十分で②梗塞が生じる場合には機能的終動脈という．

① しゅうどうみゃく/② こうそく ×

1.3 血管の吻合

● 3 心臓は終動脈のある器官である．

③ 終動脈が①閉塞するとその分布域の血液供給は②遮断されて，組織が③壊死に陥る．心臓は機能的終動脈の器官で，ほかには脾臓，腎臓などがある．脳，肺，肝臓などは終動脈の器官とされている．

① へいそく／② しゃだん／③ えし

2. 心　臓

2.1 心臓の位置

● 1 心臓は縦隔内に位置する．

① 心臓は心膜に包まれて①縦隔中部に位置する．上部の大血管の出入りする太い部分を②心底，下端の尖端を③心尖という．

① じゅうかくちゅうぶ／② しんてい／③ しんせん

● 2 心臓の 2/3 は正中線より右側に 1/3 は左側にある．

② 心臓は縦隔内で左右の肺の間にあり，心臓の 2/3 は左側に，1/3 は右側に位置する．

● 3 心尖拍動は左第 5 肋間隙で触知する．

③ 心尖は心臓下端の細くなった先端部をいう．心尖は左第 5 ①肋間隙で，②乳頭線のやや内側にあたり，ここで③心尖拍動が触れる．

① ろっかんげき／② にゅうとうせん／③ しんせんはくどう

2.2 心臓壁の構造

● 1 心臓壁は横紋筋によって構成される．

① 心臓壁を構成する心筋組織は①横紋筋で，機能的に②不随意筋である．筋層は心房では薄く，心室では厚い．

① おうもんきん／② ふずいいきん

第3章 脈管系（循環器系）

| 問題 | 解説と解答 |

2.2 心臓壁の構造

● 2 左心室の壁は，右心室の約3倍も厚い．

① しんきんそう/② たいじゅんかん

② 心室の①心筋層はよく発達して厚い．とくに左心室の筋層は②体循環系の大動脈の起点となるため，右心室より約3倍も厚い．

○

2.3 心臓の内腔（弁口と弁）

● 1 房室弁は弁尖で構成される．

① ぼうしつべん/② べんせん/③ そうぼうべん/④ ちゅうかくせん

① ①房室弁は左右の房室口にある②弁尖で，左房室弁は2つの弁尖（前尖，後尖）からなり二尖弁または③僧帽弁ともいう．右房室弁は3つの弁尖（前尖，後尖，④中隔尖）からなり三尖弁ともいう．

○

● 2 右心房と右心室との間に僧帽弁がある．

① さんせんべん/② にせんべん

② 右心房と右心室の境（右房室口）にある弁は①三尖弁である．僧帽弁は左房室口にあり，②二尖弁ともいう．

×

● 3 房室弁を弁尖といい，腱索がつく．

① けんさく/② はんてんぼうしそうち

③ 房室弁を弁尖と呼び，弁尖の縁には①腱索がつき，心臓壁の乳頭筋に続く．②反転防止装置である．

○

● 4 動脈弁は3枚の半月弁で動脈口にある．

① はんげつべん/② どうみゃくべん

④ 心室から出る動脈の出口には，3枚のポケット状の①半月弁があり②動脈弁という．肺動脈弁は肺動脈口に，大動脈弁は大動脈口にある．

○

● 5 左心室と大動脈との間に半月弁がある．

⑤ 左心室と大動脈との間の大動脈口には，3個の半月弁からなる大動脈弁がある．左心室への血液の逆流を防ぐ．

○

2.4 心臓に出入りする血管

● 1 右心房に上大静脈と下大静脈が入る．

① 右心房は心臓の右後上部にあり，上方から①上大静脈が，後下方からは②下大静脈と③冠状静脈洞とが入る．

① じょうだいじょうみゃく/② かだいじょうみゃく/③ かんじょうじょうみゃくどう ○

● 2 右心室から左右1本ずつの肺動脈が出る．

② 右心室から①肺動脈（幹）が出て，大動脈弓の下で左右の肺動脈に分かれ，②肺門から肺に入り分岐し，③肺胞の部分で毛細血管となる．流れる血液は静脈血である．

① はいどうみゃく（かん）/② はいもん/③ はいほう ×

● 3 左心房には左右1本ずつの肺静脈が入る．

③ 肺でガス交換を行った後の動脈血を集めて，左右の肺門から各上下2本の肺静脈が出て，左2本右2本が別々に左心房に入る．

×

● 4 左心室から出る血管は大動脈である．

④ 大動脈は体循環系の本幹をなす動脈で，左心室の大動脈口から出て上行大動脈，①大動脈弓，下行大動脈に区分される．下行大動脈には胸大動脈，腹大動脈，②正中仙骨動脈がある．

① だいどうみゃくきゅう/② せいちゅうせんこつどうみゃく ○

2.5 心臓に分布する血管と神経

● 1 冠状動脈は大動脈弓から出る．

① ①冠状動脈は心臓壁に分布し，左右1本ずつの動脈である．右冠状動脈は右半月弁の直上で，左冠状動脈は左半月弁の直上で②大動脈洞（上行大動脈）から出る．

① かんじょうどうみゃく/② だいどうみゃくどう ×

第3章 脈管系（循環器系）

問題	解説と解答

2.5 心臓に分布する血管と神経

● 2　冠状静脈洞は左心房に開口する．

② ①冠状静脈洞は心臓の静脈血の約60%を集め，心臓後面の②冠状溝を走り右心房に開口する．残りの40%の静脈血は小さい静脈により直接右心房に入る．

① かんじょうじょうみゃくどう/② かんじょうこう　　×

● 3　心臓を養う栄養血管を冠状動脈という．

③ 左右1本ずつの冠状動脈は大動脈洞から分枝して，心臓壁に分布し，動脈血を供給する．心臓壁を養う栄養血管である．

〇

2.6 刺激伝導系

● 1　刺激伝導系は洞房系と房室系からなる．

① 刺激伝導系は特殊心筋の集まりで，①洞房系と②房室系からなり，自動的に興奮が発生し，収縮と興奮を繰り返す伝導路である．洞房系には洞房結節（キース・フラック結節），房室系には房室結節（③田原結節），④房室束（ヒス束），プルキンエ線維がある．

① どうぼうけい/② ぼうしつけい/③ たわらけっせつ/④ ぼうしつそく　　〇

● 2　洞房結節は左心房に存在する．

② 洞房結節は，右心房の上大静脈開口部の付近にある①特殊心筋の集まりで，心臓の自動的興奮は②洞房結節で起こる．ここをペースメーカーという．洞房結節の興奮は房室結節に伝わる．

① とくしゅしんきん/② どうぼうけっせつ　　×

2.6 刺激伝導系

● 3 房室結節（田原結節）は右心房にある．

③ 房室結節は心臓の刺激伝導系の1つで，右心房の①冠状静脈洞開口部付近にある特殊心筋の集まりである．ここからヒス束（房室束）が出て，心室中隔を②右脚，③左脚に分かれて通り，プルキンエ線維となり心室に分布する．

① かんじょうじょうみゃくどう/② うきゃく/② さきゃく ○

2.7 心　膜

● 1 心膜は心臓を二重に包む漿膜である．

① 心臓は①漿膜性心膜に包まれる．漿膜性心膜は心臓表面に密着する②臓側板（漿膜性心膜）と，その続きが大血管の基部で翻転して外側の③壁側板（漿膜性心膜）となる．その間隙を心膜腔といい，漿液を容れる．

① しょうまくせいしんまく/② ぞうそくばん/③ へきそくばん ○

● 2 心膜は漿膜性心膜と線維性心膜とからなる．

② 心膜は壁側板（漿膜性心膜）と線維性心膜とからなる．線維性心膜は①大血管の外膜と連続し，②強靱結合組織の膜である．心臓の過度の拡張を防ぎ，心臓の固定，保持に働き，心臓は滑らかに運動する．

① だいけっかん/② きょうじんけつごうそしき ○

3. 動　脈

3.1 大動脈（上行大動脈，大動脈弓）

● 1 大動脈は上行大動脈と下行大動脈の2つに区分される．

① 大動脈は太さが約3cmで，左心室上方から出て，上行大動脈，大動脈弓，下行大動脈の3部に区分する．下行大動脈は胸大動脈と腹大動脈とに分かれる．

×

3.1 大動脈（上行大動脈，大動脈弓）

● 2 上行大動脈は大動脈弓に続く．

② 上行大動脈は長さ5～6 cmで，左心室上方から出る．肺動脈（幹）の前を右前上方に進み，右第2胸肋関節の高さで大動脈弓に続く．

○

3.2 大動脈弓とその枝

● 1 大動脈弓より，左・右総頸動脈と腕頭動脈とが出る．

① 大動脈弓は上行大動脈に続く①彎曲部で，第4胸椎の左側で胸大動脈に続く．大動脈弓の凸側より②腕頭動脈，左総頸動脈，左鎖骨下動脈の3本が出る．

① わんきょくぶ／② わんとうどうみゃく

×

● 2 腕頭動脈は右総頸動脈と右鎖骨下動脈とに分かれる．

② 腕頭動脈は大動脈弓から分枝し，分枝後すぐに右総頸動脈と右鎖骨下動脈とに①分岐する．右総頸動脈は内・外頸動脈に分かれ，右鎖骨下動脈は②腋窩動脈に続く．

① ぶんき／② えきかどうみゃく

○

3.3 鎖骨下動脈とその枝

● 1 左・右鎖骨下動脈は大動脈弓から分枝する．

① 左鎖骨下動脈は直接大動脈弓から，右鎖骨下動脈は腕頭動脈から分かれ，左右とも鎖骨の下を通り，第1肋骨（鎖骨下動脈溝）の外側縁で腋窩動脈に続く．

×

● 2 椎骨動脈は鎖骨下動脈から分枝する．

② 左・右①椎骨動脈は左右の鎖骨下動脈から出て，第6頸椎から上位の②横突孔を上行し，大〔後頭〕孔から頭蓋腔に入る．椎骨動脈は③大脳動脈輪の形成に関与する．

① ついこつどうみゃく／② おうとつこう／③ だいのうどうみゃくりん

○

3.4 胸大動脈とその枝

● 1 胸大動脈から 9 対の肋間動脈が出る．

① 胸大動脈から 9 対の第 3～第 11 肋間動脈が出て①肋間隙に入り，同じ番号の肋間の下縁（肋骨溝）に沿って走る．第 1 と第 2 肋間隙に入るのは②最上肋間動脈（鎖骨下動脈の枝）で，第 12 番目は③肋下動脈である．

① ろっかんげき／② さいじょうろっかんどうみゃく／③ ろっかどうみゃく　○

● 2 気管支動脈は大動脈弓から出る肺の栄養血管である．

② 気管支動脈は胸大動脈から 2～3 本が分枝し，気管支とともに肺内に入る．気管支および肺の実質を養う栄養血管である．

×

3.5 腹腔動脈とその枝

● 1 腹腔動脈は腹大動脈の臓側枝である．

① ①腹腔動脈は第 1 腰椎上縁の高さで，腹大動脈から起こる 1～2 cm の②臓側枝で，左胃動脈，総肝動脈，脾動脈に分かれ，胃，十二指腸，膵臓，脾臓，肝臓，胆嚢に分布する．

① ふくくうどうみゃく／② そうそくし　○

● 2 空腸，回腸，結腸に分布する血管は腹腔動脈である．

② 小腸から横行結腸までは，腹腔動脈のやや下で，腹大動脈から分かれる①上腸間膜動脈が分布する（空腸動脈，回腸動脈，右結腸動脈，②中結腸動脈などに分枝する）．

① じょうちょうかんまくどうみゃく／② ちゅうけっちょうどうみゃく　×

● 3 総肝動脈は腹大動脈より直接分枝する．

③ 総肝動脈は腹腔動脈から分かれ，胃十二指腸動脈，右胃動脈を出したのち固有肝動脈となり，肝門から肝臓内に入る．

×

第3章 脈管系（循環器系）

問 題	解説と解答

3.5 腹腔動脈とその枝

● 4　脾動脈は腹大動脈から直接分枝する．

④ 脾動脈は腹腔動脈から分かれ，①膵臓上縁を左方に走り，②脾門より脾臓の内部に入る．

① すいぞうじょうえん/② ひもん

×

3.6 上腸間膜動脈とその枝

● 1　上腸間膜動脈は対性で腹大動脈から出る．

① 上腸間膜動脈は不対性で，腹腔動脈のやや下で腹大動脈の前面から分枝して腸間膜に入り，膵臓と十二指腸から横行結腸までの消化管とに分布する．

×

● 2　上腸間膜動脈は総肝動脈，脾動脈，左胃動脈に分枝する．

② 総肝動脈，脾動脈，左胃動脈の3枝は腹腔動脈から分枝する．

×

● 3　盲腸に分布する血管は上腸間膜動脈である．

③ ①盲腸には，上腸間膜動脈の終枝の②回結腸動脈が分布する．

① もうちょう/② かいけっちょうどうみゃく

○

3.7 腎動脈

● 1　腎動脈は対性で，腹大動脈から出る．

① ①腎動脈は第2腰椎の高さで，腹大動脈から左右1対が分枝し，②腎門で数本に分かれて腎臓に入る．

① じんどうみゃく/② じんもん

○

● 2　右腎動脈は下大静脈の前方を走り腎門に達する．

② 腎動脈は腹大動脈の前外側から分枝する．右腎動脈は左腎動脈よりも長く，下大静脈の後方を水平に走り，腎門より腎臓に入る．

×

3.8 頭・頸部の動脈

1 外頸動脈とその枝

● 1 顔面動脈は内頸動脈から分枝する．

① 顔面動脈は外頸動脈から分かれ，①下顎角の外側から鼻根部に至り，②鼻背動脈と交通する．途中，枝を出して顔面の表層に分布する．下顎角の前方約 2 cm の部位（咬筋の前縁）で拍動を触れる．

① かがくかく/② びはいどうみゃく ×

● 2 浅側頭動脈は耳介の上前部で拍動を触れる．

② 浅側頭動脈は外頸動脈の終枝の 1 つで，①頬骨弓を越え耳介前部を上行し，前頭部，②頭頂部，側頭部に分布する．耳介の上前部で拍動を触れる．

① きょうこつきゅう/② とうちょうぶ ○

2 内頸動脈とその枝

● 1 脳に血液を送る血管は内頸動脈と椎骨動脈とである．

① 内頸動脈は頸動脈管を経て頭蓋腔に入り，①眼動脈，前大脳動脈，中大脳動脈に分かれ，脳の前 2/3 に分布する．椎骨動脈は大〔後頭〕孔を経て頭蓋腔に入り，②脳底動脈となり，後大脳動脈に分岐し，脳の後 1/3 に分布して，脳に血液を供給する．

① がんどうみゃく/② のうていどうみゃく ○

● 2 大脳動脈輪の形成に内頸動脈と椎骨動脈とが関与する．

② 内頸動脈の枝の前大脳動脈，中大脳動脈と，椎骨動脈の①終枝の後大脳動脈とは，②脳底で前交通動脈および後交通動脈により吻合し，③大脳動脈輪（ウイリス動脈輪）を形成する．

① しゅうし/② のうてい/③ だいのうどうみゃくりん ○

3.8 頭・頸部の動脈

3 動脈

●3 左・右前大脳動脈は前交通動脈を介して吻合する．

③ 左・右前大脳動脈は，内頸動脈から分かれ，①大脳縦裂に入り大脳半球の内側面を走る．②視交叉の前で，左右の前大脳動脈は前交通動脈を介して吻合する．

① だいのうじゅうれつ/② しこうさ 〇

●4 中大脳動脈は内頸動脈の終枝である．

④ 左・右①中大脳動脈は内頸動脈の②終枝で，大脳半球の外側溝のなかを後外側に走り，前頭葉，③頭頂葉，側頭葉の外側面と外側溝の深部にある④島に分布する．

① ちゅうだいのうどうみゃく/② しゅうし/③ とうちょうよう/④ とう 〇

●5 眼動脈は内頸動脈から分枝する．

⑤ 眼動脈は頭蓋腔内で内頸動脈から分かれ，①視神経管を経て眼球壁，さらに前頭部の皮膚に分布する．眼動脈の枝の網膜中心動脈は視神経内に入り，②網膜に分布する．

① ししんけいかん/② もうまく 〇

③ 椎骨動脈とその枝

●1 左右の後大脳動脈は中大脳動脈と吻合する．

① 左・右椎骨動脈が合してできた①脳底動脈は，左右の後大脳動脈に分かれる．後大脳動脈は後交通動脈を介して内頸動脈または中大脳動脈と②吻合し，大脳動脈輪の形成に関与する．

① のうていどうみゃく/② ふんごう 〇

●2 脳底動脈は総頸動脈から分枝する．

② 左右の椎骨動脈が頭蓋腔内で合して脳底動脈となる．脳底動脈は①橋の前で左右の後大脳動脈に分かれる．総頸動脈は②頸動脈三角で内頸動脈と外頸動脈とに分岐する．

① きょう/② けいどうみゃくさんかく ×

3.9 上肢の動脈

1 上腕動脈は鎖骨下動脈に続いて始まる．

① 上腕動脈は大胸筋下縁で①腋窩動脈に続いて始まり，内側上腕二頭筋溝を下り，肘窩で②橈骨動脈と尺骨動脈に分かれる．

① えきかどうみゃく/② とうこつどうみゃく ×

2 橈骨動脈と尺骨動脈は手掌で吻合する．

② 橈骨動脈と尺骨動脈は①肘窩で上腕動脈から分岐し，それぞれ前腕の前面の橈側と尺側とを下る．手掌でそれぞれの動脈は②動脈弓により吻合する．

① ちゅうか/② どうみゃくきゅう ○

3 通常，手根部で脈拍を測定する血管は橈骨動脈である．

③ 橈骨動脈は肘窩で上腕動脈より分かれ，前腕の橈側に沿って下行し①手掌に達する．橈骨動脈は②橈骨茎状突起のやや内側で拍動を触れるので，脈拍の測定に用いられる．

① しゅしょう/② とうこつけいじょうとっき ○

4 手根部の外側で脈拍の触れるのは橈骨動脈である．

④ 橈骨動脈は橈骨茎状突起の内側で脈拍を触れる．この部位は橈骨動脈が①腕橈骨筋腱と②橈側手根屈筋腱との間で，掌側手根靱帯の上を通る部位にあたる．

① わんとうこつきんけん/② とうそくしゅこんくっきんけん ○

5 尺骨動脈は尺側手根屈筋腱に沿って豆状骨の橈側を走る．

⑤ 尺骨動脈は尺側手根屈筋腱と①浅指屈筋腱の間（脈拍が触れる）で，掌側手根靱帯の下を走り，②豆状骨の橈側を通り，手掌にいたる．

① せんしくっきんけん/② とうじょうこつ ○

6 手背で，橈骨動脈の深掌動脈弓が尺骨動脈と吻合する．

⑥ 橈骨動脈の①深掌動脈弓は手掌で尺骨動脈と吻合し，尺骨動脈の②浅掌動脈弓は橈骨動脈と吻合する．

① しんしょうどうみゃくきゅう/② せんしょうどうみゃくきゅう ×

| 問　題 | 解説と解答 |

3.10　骨盤部の動脈

● 1　精巣動脈は腹大動脈から出て鼠径管を通る.

① ①精巣動脈は，腎動脈の下で腹大動脈の前面から分枝して，左右1対が尿管の上で尿管と交叉し外下方に下り，②精索に入って鼠径管を通り精巣に分布する.

① せいそうどうみゃく/② せいさく　　○

● 2　卵巣動脈は内腸骨動脈から分枝する.

② ①卵巣動脈は腎動脈のやや下方で，腹大動脈の前面から分枝して，左右1対が下外方に走って②小骨盤に入り，卵巣と卵管に分布する.

① らんそうどうみゃく/② しょうこつばん　　×

● 3　内腸骨動脈は骨盤内臓に分布する.

③ 内腸骨動脈は仙腸関節の前で総腸骨動脈から①分岐し，骨盤の後壁を下り，②臓側枝（下膀胱動脈，精管（子宮）動脈，中直腸動脈）を出して骨盤内臓（卵巣を除く）に，壁側枝として殿部，大腿上部に分布する.

① ぶんき/② ぞうそくし　　○

3.11　下肢の動脈

● 1　外腸骨動脈は鼠径管を通って大腿動脈に続く.

① ①外腸骨動脈は仙腸関節の前で，総腸骨動脈から分岐し，鼠径靱帯の下の②血管裂孔を通って大腿動脈に続く.

① がいちょうこつどうみゃく/② けっかんれっこう　　×

● 2　大腿動脈は内転筋管を通って膝窩動脈となる.

② 大腿動脈は，鼠径靱帯の下で外腸骨動脈に続き，大腿の前内側を下り大腿のほぼ中央で①内転筋管を貫き，②膝窩で③膝窩動脈に続く.

① ないてんきんかん/② しつか/③ しつかどうみゃく　　○

3.11 下肢の動脈

● 3 後脛骨動脈は足背動脈に続き，外果の後方で拍動を触れる．

③ 膝窩動脈が①後脛骨動脈と前脛骨動脈に分かれる．後脛骨動脈は下腿の後側を下り，アキレス腱の内側に出る．②内果の後下方約 2 cm で拍動を触れる．

① こうけいこつどうみゃく/② ないか

×

● 4 前脛骨動脈と足背動脈の両動脈は拍動を触れる．

④ 前脛骨動脈は前脛骨筋腱の外側に沿って下行し，長母指伸筋腱との間で拍動を触れる．前脛骨動脈は，足根の下伸筋支帯の下を通って足背動脈となる．①足背動脈は足背の足関節部の前方で，長母指伸筋腱と長指伸筋腱との間で②拍動を触れる．

① そくはいどうみゃく/② はくどう

○

4. 静　脈

4.1 上大静脈と下大静脈

● 1 上大静脈に左・右腕頭静脈が合流する．

① 左・右腕頭静脈は，右第 1 肋軟骨の内側端で合流して，上大静脈となって上行大動脈の右側を下行して右心房に開口する．

○

● 2 下大静脈は下半身の静脈血を集め左心房に入る．

② 下大静脈は下半身の静脈血を集める本幹で，左・右総腸骨静脈の合流に始まり，腹大動脈の右側に沿って上行し，横隔膜の大静脈孔を貫いて右心房に開口する．

×

● 3 腎静脈は腎臓の血液を集めて門脈に注ぐ．

③ 腎静脈は左が右より長く，腎臓からの静脈血を腹大動脈の前を横切って下大静脈に運ぶ．

×

4.2 頭・頸部の静脈（硬膜静脈洞を含む）

1 頭蓋内の血液の大部分は硬膜静脈洞に入る．

① ①硬膜静脈洞は脳硬膜2葉（内板，外板）の間にある静脈腔で，頭蓋腔内の大部分の静脈血を集めて内頸静脈へ注ぐ．主な硬膜静脈洞には上・下②矢状静脈洞，直静脈洞，横静脈洞，S状静脈洞などがある．

① こうまくじょうみゃくどう／② しじょうじょうみゃくどう ○

2 大脳静脈はクモ膜顆粒を通って静脈洞に注ぐ．

② 大脳に分布した動脈は大脳静脈となり，静脈洞に注ぐ．①クモ膜顆粒を通って上矢状静脈洞に入るのはクモ膜下腔の②脳脊髄液である．

① クモまくかりゅう／② のうせきずいえき ×

3 頭蓋骨の外側と内側とを貫く静脈は板間静脈である．

③ 頭蓋骨の内板と外板の間の海綿質内を走る静脈が①板間静脈である（前頭板間静脈など）．頭蓋骨を貫いて頭蓋内の静脈と頭蓋腔外の静脈とを結合する静脈が②導出静脈である（頭頂導出静脈など）．

① ばんかんじょうみゃく／② どうしゅつじょうみゃく ×

4 静脈洞交会は上矢状静脈洞と下矢状静脈洞の合流したものである．

④ ①静脈洞交会は上矢状静脈洞，直静脈洞，後頭静脈洞とが合流した部位である．下矢状静脈洞は②直静脈洞に合流する．

① じょうみゃくどうこうかい／② ちょくじょうみゃくどう ×

4.3 上肢の静脈

1 上腕静脈は伴行静脈で，腋窩静脈に続く．

① ①上腕静脈は橈骨静脈と尺骨静脈の合流からなり，上腕動脈に2本の上腕静脈が②伴行し，腋窩静脈に続く．

① じょうわんじょうみゃく／② ばんこう ○

4.3 上肢の静脈

● 2 橈側皮静脈と尺側皮静脈は肘正中皮静脈で連絡する．

② 橈側皮静脈と尺側皮静脈は①手背静脈網に続いて，前腕，上腕の屈側を上行する．肘正中皮静脈は，肘窩で橈側皮静脈と尺側皮静脈を結ぶ②皮静脈である．

① しゅはいじょうみゃくもう/② ひじょうみゃく ○

● 3 橈側皮静脈は上腕二頭筋溝を通り上腕静脈に注ぐ．

③ 橈側皮静脈は，上腕で外側①上腕二頭筋溝から三角筋胸筋三角に入り，腋窩静脈に注ぐ．②尺側皮静脈は，内側上腕二頭筋溝から上腕静脈に入る．

① じょうわんにとうきんこう/② しゃくそくひじょうみゃく ×

4.4 下肢の静脈

● 1 大伏在静脈は大腿静脈に合流する．

① ①大伏在静脈は皮静脈で，足背静脈網から始まり，下腿の内側を上行し，さらに大腿の内側を上行して鼠径靱帯の下の②伏在裂孔から大腿静脈に入る．

① だいふくざいじょうみゃく/② ふくざいれっこう ○

● 2 小伏在静脈は膝窩で膝窩静脈に入る．

② ①小伏在静脈は皮静脈で，②足背静脈網から始まり，下腿後部の血液を集めて上行し，膝窩で膝窩静脈に入る．

① しょうふくざいじょうみゃく/② そくはいじょうみゃくもう ○

4.5 奇静脈系（奇静脈，半奇静脈）

● 1 奇静脈は上大静脈に注ぐ．

① ①奇静脈は総腸骨静脈から出る右②上行腰静脈に始まり，脊柱の右側を上行して第4胸椎の高さで上大静脈に注ぐ．奇静脈は主に胸壁および後腹壁の静脈を集める．

① きじょうみゃく/② じょうこうようじょうみゃく ○

第3章 脈管系（循環器系）

| 問題 | 解説と解答 |

4.5 奇静脈系（奇静脈，半奇静脈）

●2 奇静脈は上大静脈と下大静脈とを連絡する．

② 奇静脈は上方で上大静脈に入る．下方は，奇静脈の始まる右上行腰静脈が腰静脈を経て下大静脈と連絡する．

○

●3 半奇静脈は奇静脈に注ぐ．

③ ①半奇静脈は総腸骨静脈から出る左上行腰静脈に始まり，脊柱の左側を上行して②横隔膜を貫き，第9胸椎の高さで右方に走り，奇静脈に注ぐ．さらに，半奇静脈から腕頭静脈に注ぐ静脈（副半奇静脈）がある．

① はんきじょうみゃく/② おうかくまく

○

4.6 門脈系

●1 門脈は脾静脈と上腸間膜静脈の合流で始まる．

① 門脈は長さ7〜8 cmで，胃，腸，①膵臓，②脾臓から血流を肝臓に運ぶ静脈である．膵頭の後で脾静脈と上腸間膜静脈の合流に始まり，③肝門から肝内に入る．

① すいぞう/② ひぞう/③ かんもん

○

●2 門脈の血液は動脈血である．

② ①門脈は消化管および脾臓からの血液を運ぶ静脈で，肝臓の②機能血管である．門脈の血液は胃腸から吸収された栄養物質を含む静脈血である．

① もんみゃく/② きのうけっかん

×

●3 門脈には脾臓の血液は入ってこない．

③ 門脈には，①腹腔動脈，上腸間膜動脈，下腸間膜動脈，②脾動脈の分布域（胃，腸，脾臓，膵臓など）の血液が集められてくる．

① ふくくうどうみゃく/② ひどうみゃく

×

4.6 門脈系

● 4 門脈の前後は毛細血管になっている.

④ 胃，腸，膵臓，脾臓の毛細血管は集まって，脾静脈，上腸間膜静脈，下腸間膜静脈となり，門脈に続く．門脈は肝門より肝内に入り，再び毛細血管となり，肝臓に分布する．

○

● 5 門脈に注ぐ静脈と体循環系の静脈との間に3カ所の側副路がある．

⑤ 門脈は①門脈循環と②体循環との間に3カ所の側副路（静脈の交通路）を形成する．(1)胃冠状静脈は胃の静脈網から食道静脈を経て上大静脈へ，(2)脾静脈は下腸間膜静脈から直腸静脈叢（肛門静脈叢）を経て内腸骨静脈を通り下大静脈へ，(3)③臍傍静脈は胸腹壁の皮静脈を経て上・下大静脈と連絡する．

① もんみゃくじゅんかん/② たいじゅんかん/③ さいぼうじょうみゃく

○

● 6 門脈は食道下部で体循環系と交通する．

⑥ 門脈起始部の胃の①静脈網は食道下部で食道静脈と連絡し，食道静脈は②奇静脈を通じて上大静脈（体循環系）と交通する．

① じょうみゃくもう/② きじょうみゃく

○

● 7 脾静脈は下大静脈に注ぐ．

⑦ 脾臓内の血液は4～5本の静脈となり，脾門を出た後，1本の脾静脈となり，膵頭の後面で上腸間膜静脈と合流して門脈となる．

×

● 8 肝静脈は肝門を出て下大静脈に注ぐ．

⑧ ①肝小葉の中心静脈からの②小葉間静脈は集まって，3本の肝静脈となり，別々に肝臓の後面の大静脈溝を通る下大静脈に注ぐ．

① かんしょうよう/② しょうようかんじょうみゃく

×

5. リンパ系

5.1 リンパ本幹（胸管，右リンパ本幹）

●1 胸管は左静脈角に注ぐ．

① ①胸管は下半身と左上半身のリンパを集める．胸管は第1～2腰椎の前の乳ビ槽に始まり，下行大動脈とともに横隔膜の大動脈裂孔を貫いて上行し，頸部で左②静脈角に注ぐ．

① きょうかん／② じょうみゃくかく　○

●2 右リンパ本幹は右半身のリンパを集め静脈に注ぐ．

② 右リンパ本幹は右上半身のリンパを集め，右静脈角に注ぐ．右リンパ本幹は右の頸リンパ本幹，鎖骨下リンパ本幹，気管支縦隔リンパ本幹が合流して形成される．

×

●3 腸リンパ本幹は胸管に注ぐ．

③ ①腸リンパ本幹は②腹腔内臓の大部分のリンパを集め，左右の腰リンパ本幹が合流して乳ビ槽に注ぎ，胸管に続く．

① ちょうリンパほんかん／② ふくくうないぞう　○

●4 腹部の消化管のリンパは乳ビ槽に入る．

④ ①乳ビ槽は胸管の起始部にある②膨大部で，第1～2腰椎の前にあり，腹腔内臓のリンパを集めた腸リンパ本幹が入る．

① にゅうビそう／② ぼうだいぶ　○

5.2 脾臓の位置，形態

●1 脾臓は腹膜後器官である．

① 脾臓は腹腔の左上部で，横隔膜に接する①手拳大の②実質器官で，表面は漿膜に覆われ，腹膜後器官ではない．左第9～第11肋骨の間に位置する．

① しゅけんだい／② じっしつきかん　×

5.2 脾臓の位置，形態

● 2 脾臓は実質器官で，皮質と髄質からなる．

② 脾臓は結合組織の①被膜で包まれ（脾門を除く），被膜は実質中に入り込んで脾柱となる．②脾柱と脾柱との間は皮質と髄質に分かれることなく，赤脾髄と白脾髄とになる．

① ひまく/② ひちゅう　　×

● 3 脾臓の赤脾髄でリンパ球が生産される．

③ 脾臓の実質は，赤血球の充満する①赤脾髄とリンパ球をさかんに産生するリンパ小節からなる②白脾髄とからなる．赤脾髄は赤血球の破壊，血中の異物の処理，白脾髄はリンパ組織で，免疫に関与する．

① せきひずい/② はくひずい　　×

6. 胎児循環

6.1 臍帯の血管

● 1 臍帯を 1 本の臍動脈と 2 本の臍静脈が通る．

① ①臍帯は胎児と胎盤の間の血管通路で，中に 2 本の②臍動脈と 1 本の臍静脈が通っている．

① さいたい/② さいどうみゃく　　×

● 2 臍動脈は内腸骨動脈より分枝する．

② 臍動脈は左・右①内腸骨動脈から出る 1 対の血管で，臍帯を通り，胎児の血液（静脈血）を胎盤に運ぶ．出生後は②臍動脈索として残る．

① ないちょうこつどうみゃく/② さいどうみゃくさく　　○

● 3 臍静脈は胎児に動脈血を運ぶ．

③ 胎盤からの酸素と栄養物に富む動脈血は，①臍帯を通る 1 本の②臍静脈によって胎児に送られる．

① さいたい/② さいじょうみゃく　　○

6.2 胎児の血液循環（静脈管，卵円孔，動脈管）

● 1　静脈管（アランチウス管）は下大静脈に入る．

① 胎盤からの1本の臍静脈は臍帯を通って，肝臓の下面に達し2枝に分かれ，その1枝は②静脈管（アランチウス管）となり下大静脈に入る．他の1枝は門脈に合流して肝臓に入る．

① たいばん/② じょうみゃくかん　　○

● 2　卵円孔は右心房と左心房とを連絡する．

② 卵円孔は右心房と左心房とを結ぶ①短絡路である．下大静脈から右心房に入った血液は，②心房中隔の卵円孔を通り左心房に入る．

① たんらくろ/② しんぼうちゅうかく　　○

● 3　胎児の両心室は卵円孔で連絡している．

③ ①胎児では，左心房と右心房とは1つの②卵円孔によって連絡して，右心房からの血液の大部分が左心房に流れる．正常では出生後閉鎖する．

① たいじ/② らんえんこう　　×

● 4　動脈管（ボタロー管）は肺動脈と胸大動脈とを連絡する．

④ 胎児は肺呼吸がないため，肺動脈の血液の大部分は肺を通らず，①動脈管（ボタロー管）を通って大動脈弓に注ぐ．動脈管は②肺動脈幹と大動脈弓との連絡路である．

① どうみゃくかん/② はいどうみゃくかん　　×

第4章 血液と循環

| 問　題 | 解説と解答 |

1. 血　液

1.1 血液の働き

● 1　成人の全血液量は体重の約 1/10 である．

① 全血液量は体重の約 1/13（体重の約 8％）で，体重 60 kg の男性で約 5 l である．

×

● 2　顆粒白血球中最も食作用の強いものは中好性白血球である．

② ①中好性白血球は好中球とも呼ばれ，顆粒白血球中最も数が多く，食作用も強い．体内に侵入した細菌や異物を捕捉し，消化・分解する（食作用）．②小食細胞ともいう．

① ちゅうこうせいはっけっきゅう/② しょうしょくさいぼう

○

● 3　血中の酸素はヘモグロビンと結合して運搬される．

③ 肺胞内の酸素は拡散によって赤血球のヘモグロビンと結合し，酸素化ヘモグロビンとして組織に運ばれる．

○

● 4　血液の pH は約 7.4 で，弱アルカリ性である．

④ 血液の pH は，血漿の①緩衝作用，肺からの CO_2 排出，腎臓からの酸などを②排泄して，通常 pH 7.4（pH 7.35〜7.45）の弱アルカリ性を保つ．

① かんしょうさよう/② はいせつ

○

77

第4章 血液と循環

問 題	解説と解答

4—1 血液

1.1 血液の働き

●5 アシドーシスは血液のpHが7.4以上の状態をいう．

⑤ 血液の場合pHの正常範囲はpH 7.35〜7.45で，pHが7.35より低いときアシドーシス，pHが7.45より高いときアルカローシスといい，病的である．呼吸性と代謝性のものがある．

×

●6 T細胞（Tリンパ球）は体液性免疫機能を有する．

⑥ リンパ球にはT細胞，B細胞，NK細胞などがあり，T細胞は①細胞性免疫を担う主要な細胞である．T細胞（Tリンパ球）は胸腺で②免疫能を獲得する．B細胞（Bリンパ球）はγグロブリンを産生し抗原抗体反応に関与する（③体液性免疫）．NK細胞はキラー細胞と同じようにウイルス感染細胞や腫瘍細胞に傷害を与える．

① さいぼうせいめんえき／② めんえきのう／③ たいえきせいめんえき

×

1.2 血液の組成

1 血球と血漿

●1 血液の有形成分は赤血球，白血球，血小板である．

① 血液の成分は有形成分（①血球）と液体成分（②血漿）とからなり，有形成分には赤血球，白血球，血小板がある．

① けっきゅう／② けっしょう

○

●2 血漿蛋白のうち最も多いのはアルブミンである．

② 血漿に含まれる蛋白質を血漿蛋白という．成人で7〜8%/dlで，最も多いのがアルブミンで，以下グロブリン，フィブリノゲンの順である．

○

●3 血漿は血液の約55%を占めている．

③ 血液の液体成分が血漿であり，正常成人で，血液の約55%を占める．

○

1.2 血液の組成

2 赤血球・血小板

● 1 血液中の赤血球の寿命は約 30 日である．

① 流血中の赤血球は無核の直径約 8 μm の細胞で，寿命は約 120 日である．

×

● 2 赤血球は骨髄で新生し，脾臓で破壊される．

② 骨髄の幹細胞が①前赤芽球，赤芽球と分化して，無核の赤血球となり血中に入る．古い赤血球は脾臓および肝臓の②細網内皮系細胞の食作用によって破壊される．

① ぜんせきがきゅう/② さいもうないひけい

○

● 3 ヘモグロビンが酸素と結合したものを酸素化ヘモグロビンという．

③ 赤血球内にある色素蛋白で，グロビン（蛋白質）とヘム色素（鉄を含む）と結合したものがヘモグロビン（Hb）である．酸素化ヘモグロビンは，酸素がヘモグロビンの鉄と可逆的に結合したものである．炭酸ガスは赤血球内で重炭酸イオンとなり運搬される．

○

● 4 赤血球はエリスロポエチンによって増加する．

④ エリスロポエチンは哺乳類の赤血球の生成を促進する①造血因子である．出血や酸素不足になるとエリスロポエチンの濃度が高まり，骨髄の前赤芽球に働き，②赤芽球分化を促進して赤血球が増加する．

① ぞうけついんし/② せきがきゅうぶんか

○

● 5 エリスロポエチンは骨髄で産生される．

⑤ ヒトのエリスロポエチンは酸性の①糖蛋白質で，主な産生臓器は②腎臓（全体の 80〜90％）であるが，そのほか肝臓でも作られる．

① とうたんぱくしつ/② じんぞう

×

第4章 血液と循環

1.2 血液の組成

●6 血小板は骨髄の巨核細胞でつくられ，血小板数の正常値は 20万～50万/mm³ である．

⑥ ①血小板は骨髄の巨核細胞の一部が分離してできる．正常値は 20万～50万/mm³ である．血小板の機能は②血液凝固作用である．

① けっしょうばん／② けつえきぎょうこさよう

○

③ 血球数と容量

●1 血液1mm³ 中の赤血球の数は男子より女子の方が多い．

① 赤血球数の正常値は，1mm³ 中に成人男子約500万個，女子で約450万個である．

×

●2 血液1mm³ 中の白血球の数には男女差はない．

② 白血球の数は 5000～8000/mm³ で，男女差はない．

○

●3 血液1mm³ 中の血小板の数は男子より女子が多い．

③ 血小板の数は 20万～50万/mm³ で，男女差はない．

×

●4 ヘマトクリット値は男子で約45％，女子で約40％である．

④ ヘマトクリット値とは，全血液中に占める赤血球容積の割合で，成人男子は平均45％，成人女子で平均40％である．貧血で低下する．

○

●5 成人男性のヘモグロビン量は 16 g/100 ml である．

⑤ 成人で男性のヘモグロビン量は 16 g/100 ml，女性は 14 g/100 ml である．ヘモグロビンの1gは 1.34 ml の酸素と結合する．男子の血液 100 ml は約 20 ml の酸素を運ぶことができる．

○

第4章 血液と循環

| 問　題 | 解説と解答 |

1.3 血液凝固

●1 血液凝固はフィブリノゲンがフィブリンに変化して起こる．

① ①血液凝固はフィブリノゲンがトロンビンの働きによってフィブリンとなることで起こり，血球が集まり②血餅を生じ，最終的に凝固する．

① けつえきぎょうこ／② けっぺい　　○

●2 血液凝固に関与する血漿蛋白はアルブミンである．

② 血漿蛋白は主にアルブミン，グロブリン，フィブリノゲンの3つに分類される．血液凝固に関与する①血漿蛋白はフィブリノゲンである．アルブミンの主な作用は血漿の②膠質浸透圧の維持と細胞に蛋白質を補給することである．

① けっしょうたんぱく／② こうしつしんとうあつ　　×

●3 血漿の膠質浸透圧に関与する血漿蛋白はグロブリンである．

③ 血漿蛋白質の主な機能としては，フィブリノゲンは血液凝固に，アルブミンは血漿の膠質浸透圧の維持と細胞への①蛋白質の補給に，グロブリンは②免疫反応に関与することである．

① たんぱくしつ／② めんえきはんのう　　×

1.4 血液型

●1 血液型がO型のヒトは，赤血球中にA凝集原とB凝集原をもっている．

① 赤血球の膜に存在するA，B 2種の抗原（凝集原）の有無によって分類されるのが，ABO式血液型である．O型のヒトはA，Bどちらの①凝集原ももたないが，血清中に凝集原に対する抗A・抗B②凝集素（α，βの2種の抗体）をもっている．

① ぎょうしゅうげん／② ぎょうしゅうそ　　×

第4章 血液と循環

| 問 題 | 解説と解答 |

1.4 血液型

● 2 血液型A型のヒトはA凝集原，抗B凝集素をもっている．

② A型のヒトは赤血球中にA凝集原をもち，血清中に抗B凝集素（β抗体）を含んでいる．ちなみに，B型では，B凝集原，抗A凝集素（α抗体）をもち，AB型ではA，B凝集原をもち，凝集素なしである．

○

● 3 Rh因子は白血球の凝集原である．

③ Rh因子は，赤血球膜にある一種の凝集原で，Rh因子をもつ人をRh陽性，もたないヒトをRh陰性という．Rh陰性のヒトが，Rh陽性の人から輸血を受けると血液中に抗Rh凝集素ができる．再びRh陽性の輸血を受けると，血球の凝集や破壊が起こる．

×

2. 心臓の機能

2.1 心筋の性質と刺激伝導系

● 1 心筋はスターリングの法則に応じて収縮する．

① ①還流血液量が増加して，心室内に入る血液量が多くなれば，②心筋は引き伸ばされる．その増加した血液量に応じて心臓の拍出量は増加，収縮する．これをスターリングの法則という．

① かんりゅうけつえきりょう/② しんきん

○

● 2 心臓のペースメーカーは房室結節で発生する．

② 心臓の規則的拍動は①洞房結節（キース・フラック結節）の細胞群で自動的に発生し，収縮と弛緩を繰り返す．これをペースメーカーという．興奮は洞房結節から②房室結節（田原の結節）に伝達されて心室が収縮する．

① どうぼうけっせつ/② ぼうしつけっせつ

×

2.1 心筋の性質と刺激伝導系

● 3 正常成人の平均心拍数は約 70 回/分である．

③ 1 分間の心拍数は，一般に安静時に 60〜80 回/分で，正常成人の心拍数は平均約 70 回/分である．

○

2.2 心臓のポンプ作用

● 1 心室内圧が心房内圧より高くなると房室弁が開く．

① 心房拡張期の内圧は 0 mmHg である．心室が収縮すると左心室は約 120 mmHg，右心室は約 25 mmHg となり，房室弁は閉鎖する．

×

● 2 動脈弁は心室の弛緩期に閉鎖する．

② 心室が①弛緩して，心室の内圧が下がると大動脈および肺動脈の血液が②逆流して，動脈弁に血液が入り弁を閉じる．

① しかん/② ぎゃくりゅう

○

● 3 心室の収縮期に僧帽弁と三尖弁とが閉じる．

③ 心房から心室に血液が流入すると，続いて心室の収縮が起こる．心室の収縮で心室内圧が高まると①房室弁（②僧帽弁と三尖弁）が閉じる．

① ぼうしつべん/② そうぼうべん

○

2.3 拍出量と血液量

● 1 正常成人の 1 回心拍出量は約 70 ml である．

① 1 回の心拍動によって拍出する血液量を 1 回拍出量という．安静時の正常成人の 1 回拍出量は約 70〜80 ml である．

○

● 2 1 回の心拍出量は心室の拡張期容積に依存する．

② ①静脈還流量が増加すると②拡張期心室の容積が増大し，心筋が引き伸ばされ収縮力が増し，心拍出量が増加する．

① じょうみゃくかんりゅうりょう/② かくちょうきしんしつ

○

第4章 血液と循環

| 問題 | 解説と解答 |

2.3 拍出量と血液量

●3 左心室と右心室の1回拍出量は等しい．

③ 左心室と右心室から拍出する血液を拍出量という．1回心拍出量は約70～80 ml で，左心室と右心室の拍出量はほぼ同じである．

○

●4 冠循環の血液量は心拍出量の約5％をしめる．

④ 心筋に栄養と酸素を供給する血管は①冠状動脈で，②冠循環の血液量は心拍出量の約4～5％である．

① かんじょうどうみゃく／② かんじゅんかん

○

●5 脳循環の血液量は心拍出量の約15％をしめる．

⑤ ①脳循環は，②内頸動脈と③椎骨動脈によって行われ，循環血液量は心拍出量の約15％である．

① のうじゅんかん／② ないけいどうみゃく／③ ついこつどうみゃく

○

●6 分時拍出量は通常約5 l である．

⑥ 1分間に拍出する血液量を①分時拍出量という．②1回拍出量（70 ml）×1分間心拍出数（70回）で求められ，約5 l である．

① ぶんじはくしゅつりょう／② いっかいはくしゅつりょう

○

2.4 心周期に伴う諸現象（心音と心電図）

●1 第1心音はやや高音で房室弁が開く音である．

① 第1心音はやや低く長い音（ズー）で①房室弁（②二尖弁，三尖弁）の閉じる音である．

① ぼうしつべん／② にせんべん

×

●2 第2心音は心室が拡張期を開始するときの動脈弁の閉鎖音である．

② 第2心音は拡張期の開始時に発生する．やや高く澄んだ音（トン）で，①動脈弁（②大動脈弁と肺動脈弁）の閉鎖によって生じる．

① どうみゃくべん／② だいどうみゃくべん

○

2.4 心周期に伴う諸現象（心音と心電図）

● 3　心電図のP波は心室の興奮の波形である．

③ ①心電図のP波は心房の興奮過程を表す．②洞房結節の刺激で右心房が興奮し，続いて左心房が興奮する．

① しんでんず/② どうぼうけっせつ

×

3. 血　圧

● 1　血圧は1回の心拍出量と血管抵抗で決まる．

① 血圧は心拍出量と血管抵抗によって決まる．心拍出量が増加すると，動脈血量が増加し血管抵抗が大きくなる結果，血圧は上昇する．

○

● 2　心拍出量が増すと血圧は上昇する．

② 血圧は一般に，心拍出量が増加すると①末梢血管の抵抗が高くなり，②収縮期血圧が高くなる．

① まっしょうけっかん/② しゅうしゅくきけつあつ

○

● 3　最高血圧は臥位より立位の方が高くなる．

③ 最高血圧は臥位，坐位，立位の順に低くなる．最小血圧は逆になり，立位が一番高い．血圧が高くなる因子は体格（腕の太い人は高い），性（男性が高い），気温（寒いと高くなる），日差（夜間睡眠中は低くなる），入浴（入浴中は低い），食事，精神活動，運動などで変化する．

×

● 4　拡張期血圧を最高血圧という．

④ 血圧は心臓（心室）の収縮したときが最も高いので，収縮期血圧を最高血圧といい，心臓（心室）が拡張したときの血圧を拡張期血圧（最低血圧）という．

×

第4章 血液と循環

問　題	解説と解答

● 5　脈圧は最高血圧と最低血圧の圧差をいう．

⑤　正常成人の最高血圧は 120 mmHg，最低血圧 70 mmHg である．両者の差を脈圧といい 50 mmHg である．

○

● 6　交感神経の興奮は血圧を上昇させる．

⑥　交感神経の興奮によって，心拍数の増加，末梢血管の収縮を起こし血圧は上昇する．

○

4．循環の調節

● 1　心臓運動中枢は延髄にある．

①　心臓運動中枢（①心臓抑制中枢，②心臓促進中枢）は延髄にある．心臓抑制中枢からの興奮は迷走神経を介して心機能を抑制し，心臓促進中枢からの興奮は交感神経を介して心機能を促進する．

① しんぞうよくせいちゅうすう／② しんぞうそくしんちゅうすう

○

● 2　副交感神経が興奮すると心拍数が増加する．

②　①副交感神経（②迷走神経）の興奮は心臓の運動を抑制し，心拍数が減少する．交感神経の興奮は心拍数を促進する．

① ふくこうかんしんけい／② めいそうしんけい

×

● 3　血管拡張神経は副交感神経である．

③　血管拡張神経は副交感神経で，副交感神経線維の末端からアセチルコリンを放出し，血管の平滑筋に作用して血管の拡張が起こる．

○

● 4　頸動脈反射によって血圧調節が行われる．

④　血圧が上昇すると，①頸動脈洞からの刺激が②舌咽神経を経て心臓血管運動中枢に達し，反射的に迷走神経が心拍数の減少と血管拡張とを起こし血圧を低下させる．血圧が低下する場合は逆の現象が起こる．

① けいどうみゃくどう／② ぜついんしんけい

○

第4章 血液と循環

4 循環の調節

問題	解説と解答
● 5 静脈還流に骨格筋による筋ポンプ作用がある.	⑤ 骨格筋の収縮で静脈が圧迫され, 血液は心臓に向かって流れ, 右心房に入る. これを筋ポンプという. 他に, 呼吸ポンプ, ①心房内圧低下, 静脈圧, 静脈弁などの作用で②静脈還流が起こる.

① しんぼうないあつていか/② じょうみゃくかんりゅう   ○

第5章　消化器系

問　題　　　　　解説と解答

1. 口　腔

1.1 口腔（口蓋, 歯）

● 1　口唇と歯列弓との間の腔所を口腔前庭という．

① ①口腔前庭は，②歯列弓の前で③口唇および頬に囲まれた狭い馬蹄形の隙間をいう．口腔前庭には耳下腺が開口する．

① こうくうぜんてい/② しれつきゅう/③ こうしん　　○

● 2　口蓋の後半部を硬口蓋という．

② 口蓋は口腔の上壁で，前方の2/3を①硬口蓋といい，②上顎骨の口蓋突起と口蓋骨の水平板および粘膜よりなる．後方の1/3は粘膜で覆われた横紋筋の層で，③軟口蓋という．

① こうこうがい/② じょうがくこつ/③ なんこうがい　　×

● 3　乳歯は20本，永久歯は32本である．

③ ①乳歯は，切歯8，犬歯4，②乳臼歯8の計20本で，永久歯は，切歯8，犬歯4，臼歯8，大臼歯12の計32本である．

① にゅうし/② にゅうきゅうし　　○

● 4　歯の構成主体はエナメル質である．

④ 歯の構成主体をなす組織は①象牙質で，象牙質には②歯髄腔から放射状に走る象牙細管が密に存在する．象牙質の表面には，歯冠部でエナメル質，歯頸部と歯根部でセメント質が覆う．

① ぞうげしつ/② しずいくう　　×

89

第 5 章　消化器系

| 問　題 | 解説と解答 |

1.2　舌，唾液腺

● 1　舌の主体は平滑筋である．

① 舌の筋はすべて横紋筋で，舌の外部に起始があり，舌内に停止する①<u>外舌筋</u>と，舌内部に起始・停止がある②<u>内舌筋</u>とに分ける．舌下神経の支配を受ける．

① がいぜつきん/② ないぜつきん　　×

● 2　耳下腺は漿液腺である．

② 唾液腺は小唾液腺と大唾液腺（耳下腺，顎下腺，舌下腺）に大別され，分泌物の性状により，漿液腺，粘液腺，混合腺に区別される．①<u>耳下腺</u>は最大の唾液腺で，外耳道の前下方にあって，漿液細胞からなる②<u>純漿液腺</u>であり，漿液性の唾液を分泌する．

① じかせん/② じゅんしょうえきせん　　○

● 3　耳下腺管は口腔前庭に開口する．

③ 耳下腺管は長さ5～6cmで，頬筋を貫き上顎第2①<u>大臼歯</u>に対向する口腔前庭の②<u>頬粘膜</u>の耳下腺乳頭に開口する．

① だいきゅうし/② きょうねんまく　　○

● 4　顎下腺は顎下三角の内側にある．

④ 顎下腺は梅の実くらいの大きさで，①<u>顎下三角</u>の内側にある．漿液細胞の多い混合腺で，顎下腺管は②<u>舌下小丘</u>に開く．

① がくかさんかく/② ぜっかしょうきゅう　　○

2.　咽　頭

● 1　咽頭に耳管が開口する．

① 咽頭は鼻腔，口腔，喉頭の後ろにあって，上から鼻部，口部，喉頭部に分かれる．耳管は①<u>咽頭鼻部</u>の両側で②<u>耳管咽頭口</u>として開口する．

① いんとうびぶ/② じかんいんとうこう　　○

問　題	解説と解答
●2 咽頭扁桃は咽頭の側壁にあり，ワルダイエル咽桃（扁頭）輪（環）の一つである．	② 咽頭にある①扁桃には咽頭の後壁上部中央にある②咽頭扁桃と耳管開口部の周辺にある③耳管扁桃とがある．この咽頭の２種の扁桃と口蓋扁桃，舌扁桃とで咽頭の周囲を取り囲むように輪状に配列したのが，ワルダイエル咽桃輪（リンパ咽頭輪）である．

① へんとう/② いんとうへんとう/③ じかんへんとう　　×

3. 食　道

3.1　位置，狭窄部，構造

●1 食道は咽頭に続き気管の前を下る．	① 食道は第６頸椎の高さで咽頭に続き，初めは気管の後ろに位置する．次第に気管の左に寄って下り，横隔膜の①食道裂孔を貫いて胃の②噴門に続く．食道は頸部，胸部そして腹部の３部に分けられる．

① しょくどうれっこう/② ふんもん　　×

●2 食道は縦隔に存在する．	② 食道は長さ約25 cm，内腔の直径約２cmの筋性の管で，咽頭に続き胃に達する．①縦隔上部と②縦隔後部とに位置する．

① じゅうかくじょうぶ/② じゅうかくこうぶ　　○

●3 食道には３カ所に狭窄部がある．	③ 食道は長さ約25 cmのやや扁平な中空器官で，①食道起始部，②気管分岐部，③横隔膜貫通部でやや細くなっている．これを④生理的狭窄部という．

① しょくどうきしぶ/② きかんぶんきぶ/③ おうかくまくかんつうぶ/④ せいりてききょうさくぶ　　○

3.2 食道壁の構造

1 食道壁上部の筋層は横紋筋である.

① 食道壁は粘膜,筋層,線維膜(外膜)からなる.食道壁の筋層は,上部1/3の筋層が横紋筋,中部1/3が横紋筋と平滑筋との混合筋,下部1/3が平滑筋で構成される.

○

2 食道壁の外表は外膜で被われる.

② 食道壁の外表は,①腹腔部(漿膜で包まれる)を除いて,大部分が疎性結合組織の②外膜で覆われ,周囲の器官と結合する.

① ふくくうぶ/② がいまく

○

4. 胃

4.1 位　置

1 胃の大部分は左下肋部に存在する.

① 胃は3/4が左①下肋部に,1/4が上胃部にある.②胃底の上部は横隔膜に接し左第5肋骨の高さに,噴門は第11胸椎の高さに,幽門は第1腰椎の右前にそれぞれ位置する.

① かろくぶ/② いてい

○

2 胃の入口を幽門,出口を噴門という.

② 胃の入口は食道に続く部分で①噴門といい,胃の出口が②幽門といわれ,十二指腸に移行する.噴門の左上方を胃底,中央の部分を③胃体という.

① ふんもん/② ゆうもん/③ いたい

×

4.2 胃壁の構造(胃腺を含む)

1 胃壁の筋層は輪走筋と縦走筋の2層からなる.

① 胃の筋層は平滑筋からなり,最内層が①斜走筋,中層は輪走筋,外層は②縦走筋の3層からなる.

① しゃそうきん/② じゅうそうきん

×

4.2 胃壁の構造（胃腺を含む）

●2 固有胃腺（胃底腺）は主細胞，傍細胞，副細胞からなる．

② 固有胃腺（胃底腺）は胃体と胃底に分布する①管状腺で，主細胞（ペプシノゲン分泌），②傍細胞（塩酸分泌．③壁細胞ともいう），副細胞（粘液分泌）からなり，粘膜表面の胃小窩に開く．

① かんじょうせん/② ぼうさいぼう/③ へきさいぼう　　○

●3 幽門には幽門括約筋がある．

③ 幽門では①輪走筋が発達して厚くなり，②幽門括約筋を形成する．

① りんそうきん/② ゆうもんかつやくきん　　○

5. 小　腸

5.1 小腸の区分と構造

●1 小腸は吻側より十二指腸，回腸，空腸の順に分けられる．

① 小腸は全長約6〜7mの細長い管で，吻側から約25cmの十二指腸，残りの2/5が①空腸，あとの3/5が②回腸である．腸間膜の有無で，十二指腸と腸間膜小腸（空腸，回腸）とに分ける．

① くうちょう/② かいちょう　　×

●2 回盲口には回盲弁がある．

② 回腸が大腸に開口する部を①回盲口という．回盲口には上下2枚の粘膜ヒダからなる回盲弁がある．②回盲弁は大腸内容の逆流を防いでいる．

① かいもうこう/② かいもうべん　　○

5.2 十二指腸

●1 十二指腸にファーター乳頭が見られる．

① 十二指腸下行部の中央部で，後内側壁に十二指腸①縦ヒダがある．この下端に隆起したファーター乳頭（②大十二指腸乳頭），上端に小十二指腸乳頭がある．

① じゅうヒダ/② だいじゅうにしちょうにゅうとう　　○

第5章 消化器系

| 問 題 | 解説と解答 |

5.2 十二指腸

● 2 ファーター乳頭に総胆管と膵管が開く．

② 胆嚢からの①総胆管と膵臓からの膵管とが合流して，②胆膵管となり，ファーター乳頭から十二指腸に開口する．

① そうたんかん/② たんすいかん ○

● 3 大十二指腸乳頭の開口部にオッディ括約筋がある．

③ 総胆管と膵管とが合した①胆膵管膨大部から大十二指腸乳頭開口部までの間に，輪状に取り囲む平滑筋が発達する．胆膵管膨大部には②膨大部括約筋（オッディ括約筋），総胆管の末端部には総胆管括約筋がある．

① たんすいかんぼうだいぶ/② ぼうだいぶかつやくきん ○

5.3 空腸，回腸（輪状ヒダ，腸絨毛，パイエル板）

● 1 小腸には輪状ヒダがある．

① 小腸には，粘膜が輪状に伸びる多数の①輪状ヒダがあり，十二指腸，空腸，回腸の順で②粗になる．

① りんじょうヒダ/② そ ○

● 2 空腸，回腸に腸絨毛が存在する．

② 小腸の粘膜には，長さ0.5～1.5 mmの①腸絨毛があり，吸収の表面積を増大させる．絨毛内には細動・静脈，②毛細血管網，中心乳ビ（糜）管があり，吸収された物質を運ぶ．中心乳ビ管はリンパ管の終わる盲端部である．

① ちょうじゅうもう/② もうさいけっかんもう ○

● 3 回腸の粘膜にはパイエル板がある．

③ 小腸の粘膜内にはリンパ小節が散在する．これらのリンパ小節が回腸では多数集合して，長さ2～4 cmの①集合リンパ小節（②パイエル板）を作る．回腸に限局し約20～40個がある．

① しゅうごうリンパしょうせつ/② パイエルばん ○

6. 大　腸

6.1　大腸の位置，外形，区分

● 1　大腸は結腸と直腸とからなる．

① 大腸は全長約1.6 mで，①盲腸，②結腸（上行結腸，横行結腸，下行結腸，S状結腸），③直腸の3部からなる．

① もうちょう／② けっちょう／③ ちょくちょう　　×

● 2　盲腸は小腸に属する．

② 盲腸は大腸の起始部で，回盲弁の高さより下方の膨隆部をいい，右①腸骨窩にある．盲腸の下端の後内側から②虫垂が出る．

① ちょうこつか／② ちゅうすい　　×

● 3　上行結腸には腸間膜がある．

③ 大腸で腸間膜のある部位は，虫垂（虫垂間膜），①横行結腸（横行結腸間膜），②S状結腸（S状結腸間膜），直腸（直腸間膜）である．結腸で腸間膜のないのは上行結腸と下行結腸とである．

① おうこうけっちょう／② エスじょうけっちょう　　×

6.2　結腸の構造（結腸膨起，結腸半月，結腸ヒモ）

● 1　結腸には3本の結腸ヒモと腹膜垂とがある．

① 盲腸と結腸の壁には，縦走筋が3カ所に集まって3本の結腸ヒモを作る．結腸ヒモには結腸の前壁に①大網ヒモ，後壁の中央に②間膜ヒモ，前壁と後壁の中間に③自由ヒモがある．脂肪組織の小塊でできた腹膜垂が大網ヒモと自由ヒモに沿って垂れ下がる．

① だいもうヒモ／② かんまくヒモ／② じゆうヒモ　　○

● 2　結腸に半月ヒダと結腸膨起とがみられる．

② 結腸は結腸ヒモに引き寄せられ，このためにくびれを生じ，外側に①結腸膨起，内側のくびれの部位に②結腸半月ヒダが形成される．

① けっちょうぼうき／② けっちょうはんげつヒダ　　○

第5章 消化器系

| 問　題 | 解説と解答 |

6.2 結腸の構造（結腸膨起，結腸半月，結腸ヒモ）

●3 大腸には輪状ヒダと腸絨毛とが存在する．

③ 大腸の粘膜には輪状ヒダや腸絨毛は存在しない．

×

6.3 直　腸

●1 直腸は男女とも膀胱の後方に接している．

① 直腸はS状結腸に続く大腸の最終部で，男子では①膀胱の後方，女子では子宮と②腟の後方に位置する．

① ぼうこう/② ちつ

×

●2 内肛門括約筋は随意筋である．

② 肛門管壁の下部では，輪走の平滑筋が厚くなり，①内肛門括約筋を形成する．この外周に外肛門括約筋がある．内肛門括約筋は②不随意筋で，自律神経の支配を受ける．

① ないこうもんかつやくきん/② ふずいいきん

×

●3 外肛門括約筋は平滑筋である．

③ ①外肛門括約筋は周囲の②会陰筋に属する横紋筋で，随意筋である．直腸肛門部では内輪走の平滑筋が発達して内肛門括約筋となり，外縦走の筋は消失する．

① がいこうもんかつやくきん/② えいんきん

×

7. 肝臓・胆嚢

7.1 位置，区分，構造

I 位置，重さ，外形，色

●1 肝臓は身体中最大の消化腺である．

① 肝臓は①横隔膜の直下，右上腹部にある身体中最大の②消化腺（外分泌腺）で，色は暗赤褐色，形はくさび形をしている．重さ1200 g，体重の約1/50に当たる．肝臓は胆汁を産生し，十二指腸に分泌する．

① おうかくまく/② しょうかせん

○

7.1 位置，区分，構造

● 2 肝臓は全体が腹膜で包まれる．

② 肝臓の表面は大部分が腹膜で覆われているが，上面の横隔面では横隔膜の下面に接する後部は腹膜を欠き，①<u>結合組織</u>によって横隔膜に密着している．この部を②<u>無漿膜野</u>という．

① けつごうそしき/② むしょうまくや ×

2 区分（右葉，左葉，方形葉，尾状葉）

● 1 肝臓の右葉は左葉に比べて大きい．

① 肝臓は上面（横隔面）と下面（臓側面）を区別し，上面は①<u>肝鎌状間膜</u>によって②<u>右葉</u>と左葉に分かれ，右葉は全体の 4/5，左葉は 1/5 を占める．臓側面は 1 本の横溝（肝門）と左の縦溝（肝円索裂と静脈管索裂）と右の縦溝（胆囊窩と大静脈溝）とでつくられる H 状の溝で，右葉，左葉，方形葉，尾状葉に分かれる．

① かんかまじょうかんまく/② うよう ○

● 2 肝門は大静脈溝の右側の無漿膜野にある．

② 肝門は臓側面の①<u>尾状葉</u>と②<u>方形葉</u>との境界にある．肝門には肝動脈，門脈，リンパ管，神経，肝管が通る．

① びじょうよう/② ほうけいよう ×

● 3 下大静脈に注ぐ肝静脈は 2〜3 本ある．

③ 肝静脈は①<u>肝門</u>からは出入りしない．2〜3 本の肝静脈が肝臓の後部にある②<u>大静脈溝</u>にはまり込んでいる下大静脈に直接注ぐ．

① かんもん/② だいじょうみゃくこう ○

7.1 位置, 区分, 構造

3 構造（肝小葉）

● 1　肝臓の構成単位を肝小葉とよぶ.

① 肝小葉は肝臓の構成単位で, 毛細血管と①肝細胞索からなり, 直径約1mm, 高さ約2mmの②六角柱状をし, 中心部を中心静脈が走る. 肝小葉はグリソン鞘により包まれる.

① かんさいぼうさく/② ろっかくちゅうじょう　　○

● 2　肝小葉はグリソン鞘に包まれる.

② 肝小葉の周囲を包む小葉間結合組織内には小葉間動脈, 小葉間静脈, ①小葉間胆管などがあるが, 小葉間結合組織のみを②グリソン鞘という.

① しょうようかんたんかん/② グリソンしょう　　○

● 3　小葉間静脈と小葉間動脈は洞様毛細血管に連結する.

③ 小葉間静脈は肝小葉の肝細胞索の間の①洞様毛細血管となり, 中心静脈になる. 小葉間動脈は直接洞様毛細血管に注ぐ. 洞様毛細血管内には②星状大食細胞（クッペル星細胞）があり, 血液中の細菌, 異物などを処理する.

① どうようもうさいけっかん/② せいじょうだいしょくさいぼう　　○

7.2 肝臓に分布する血管

● 1　肝臓の機能血管は固有肝動脈である.

① 固有肝動脈は肝臓の栄養血管で, 肝門より肝臓内に入り小葉間動脈となり, 洞様毛細血管と連絡し, 肝臓に栄養を与える.

×

● 2　肝臓の栄養血管は門脈である.

② 門脈は肝臓の機能血管で, 胃, 腸から吸収された栄養と①膵臓, ②脾臓からの血液を集めて, 肝門より肝臓内に入り③小葉間静脈となり, 洞様毛細血管と連絡する.

① すいぞう/② ひぞう/③ しょうようかんじょうみゃく　　×

第5章 消化器系

問 題	解説と解答

7.2 肝臓に分布する血管

● 3 肝門から門脈,固有肝動脈,肝静脈が入る.

③ 肝門には門脈(機能血管),①固有肝動脈(栄養血管),リンパ管,肝管,神経が出入りする.肝静脈は,肝小葉内の中心静脈が②小葉下静脈に集まり,さらに集まって2〜3本の肝静脈となって,肝臓の後上面の無漿膜野から出て下大静脈に注ぐ.

① こゆうかんどうみゃく/② しょうようかじょうみゃく ×

7.3 胆嚢,分泌経路

● 1 胆嚢は肝臓の下面にある.

① ①胆嚢はナスビ形の長さ約8cm,幅約4cmの囊状の器官で,肝臓下面の②胆嚢窩にはまりこんでいる.胆汁約40mlを一時貯める.

① たんのう/② たんのうか ○

● 2 胆道は胆汁の通路である.

② 胆道は肝臓で産生された胆汁の輸送路で,①毛細胆管に始まり,小葉間胆管,左・右肝管,総肝管,②胆嚢管,総胆管となり,大十二指腸乳頭に開口する.

① もうさいたんかん/② たんのうかん ○

8. 膵 臓

● 1 膵臓は第3と第4腰椎の前にある.

① 膵臓は第1腰椎と第2腰椎の前に横たわり,十二指腸のC字形の凹みに①膵頭を入れ,②膵尾は脾臓に達する.

① すいとう/② すいび ×

● 2 膵管はファーター乳頭に開口する.

② 膵管は膵尾から起こり,①膵体,膵頭を走り,膵頭で総胆管と合して十二指腸の②ファーター乳頭に開口する.

① すいたい/② ファーターにゅうとう ○

第5章 消化器系

問題	解説と解答

● 3 膵臓の外分泌部は消化腺である．

③ 膵臓の外分泌部は消化腺で，①腺房と導管とからなり，消化液の膵液を産生し，膵管と②副膵管とによって十二指腸に分泌する．

① せんぼう/② ふくすいかん　　○

● 4 膵臓の内分泌部を膵島とよぶ．

④ 膵臓の内分泌部は①膵島またはランゲルハンス島とよばれる．膵島は直径 0.2 mm の②細胞塊で，膵臓全体に約 150 万個散在しているが，膵尾に多い．

① すいとう/② さいぼうかい　　○

● 5 膵島の A 細胞よりインスリンを分泌する．

⑤ 膵島の分泌細胞には A 細胞，B 細胞，D 細胞（それぞれを α 細胞，β 細胞，δ 細胞ともいう）がある．A 細胞からグルカゴン，B 細胞からインスリン，D 細胞からソマトスタチンが分泌される．

×

9. 腹　膜

9.1 腹膜腔

● 1 膀胱と直腸との間の陥凹部をダグラス窩という．

① 子宮の後方と直腸との間で腹膜が深く凹んだ部位が，ダグラス窩（①直腸子宮窩）である．立位でも臥位でも腹腔の最も低い位置に当たり，血液や②膿が溜まりやすい．

① ちょくちょうしきゅうか/② のう　　×

● 2 直腸膀胱窩は男性にも女性にもある．

② 膜腹腔で，男性では直腸と膀胱との間を①直腸膀胱窩といい，女性では膀胱と直腸の間に子宮が挟まれているので，膀胱と子宮の間を②膀胱子宮窩，直腸と子宮の間を③直腸子宮窩（ダグラス窩）という．

① ちょくちょうぼうこうか/② ぼうこうしきゅうか/③ ちょくちょうしきゅうか　　×

9.2 腸間膜（壁側腹膜，臓側腹膜）

● 1　空腸と回腸は腸間膜を有する．

① 空腸と回腸は腹腔内にあって，腹膜が①<u>腸間膜根</u>から伸びた腸間膜をもつ．空腸と回腸とを合わせて②<u>腸間膜小腸</u>ともいう．

① ちょうかんまくこん／② ちょうかんまくしょうちょう　　○

● 2　上行結腸，下行結腸は腸間膜を有する．

② 上行結腸は右後腹壁に，下行結腸は左後腹壁にあって，腸間膜を欠き後腹壁に固定されている．

×

● 3　横行結腸は結腸間膜を有し，移動性がある．

③ ①横行結腸は肝臓の下面から左方に走り，脾臓の下端に達する．表面は腹膜に覆われ，横行結腸間膜をもって②<u>後腹壁</u>に付着し，移動性がある．

① おうこうけっちょう／② こうふくへき　　○

9.3 腹膜後器官

● 1　腹膜腔にあるのが腹膜後器官である．

① 腹膜腔は腹壁の内面を包む壁側腹膜と臓器の表面を覆う臓側腹膜とに囲まれた空隙をいう．①<u>腹膜後器官（②後腹膜器官）</u>は表面だけが壁側腹膜に覆われ，その後ろの腹膜後隙にある臓器をいう．十二指腸，膵臓，腎臓，副腎，尿管などがある．

① ふくまくこうきかん／② こうふくまくきかん　　×

● 2　十二指腸は腹膜後器官である．

② 十二指腸は，第1腰椎から第2腰椎の高さの腹膜の後ろにC字形に位置する．腹膜後器官（後腹膜器官）である．

○

第5章 消化器系

| 問 題 | 解説と解答 |

9.3 腹膜後器官

● 3　膵臓，腎臓は腹膜後器官である．

③ 膵臓は腹膜の後ろで第1腰椎と第2腰椎の前に横たわり，後腹膜に接する腹膜後器官である．左・右腎臓は後腹壁で，第12胸椎〜第3腰椎の高さに位置する腹膜後器官である．

○

第6章 消化と吸収

問　題　　　　　解説と解答

1. 消化器系の働き

●1 嚥下中枢は延髄にある．

① 嚥下反射の中枢は①延髄網様体にある．嚥下運動の第2相（咽頭相），3相（食道相）は嚥下中枢の②反射運動で起こる．

① えんずいもうようたい/② はんしゃうんどう　　○

●2 消化管の蠕動運動は交感神経の興奮で促進する．

② 消化管の運動は自律神経の①二重支配を受けている．②蠕動運動は副交感神経の興奮で促進し，交感神経の興奮で抑制する．

① にじゅうしはい/② ぜんどううんどう　　×

●3 胃腸は自律神経の二重支配を受ける．

③ 胃腸は自律神経による二重支配を受ける．副交感神経は胃腸の運動と分泌を促進し，交感神経は運動と分泌を抑制する．

○

●4 消化管の正常な機能に対しては，副交感神経が優位である．

④ 消化管は自律神経の二重支配を受ける．副交感神経は消化液の分泌，消化管の運動（①蠕動，②振子，③分節），および排便を促進する．交感神経は消化管の機能に抑制的に作用する．

① ぜんどう/② ふりこ/③ ぶんせつ　　○

●5 食物を見て唾液の分泌が起こる現象を条件反射という．

⑤ 食物摂取の経験が記憶されていて，食物を見ることで大脳から分泌中枢に刺激が送られ，副交感神経が興奮して①唾液分泌が起こる．この現象を②条件反射という．

① だえきぶんぴつ/② じょうけんはんしゃ　　○

103

2. 消化管の運動

●1 口腔の消化作用には，機械的消化作用と化学的消化作用とがある．

① 口腔内の機械的消化作用は①咀嚼，②粉砕，混和，化学的消化作用は唾液中のプチアリン（アミラーゼ）による，でん粉の③麦芽糖（マルトース）への分解である．

① そしゃく/② ふんさい/③ ばくがとう　〇

●2 嚥下運動はすべて反射運動によって行われる．

② ①嚥下運動の第1相（口腔相）は舌による随意運動，第2相（咽頭相）と第3相（食道相）は②舌咽神経と迷走神経とによる反射運動である．嚥下中枢は延髄にある．

① えんげうんどう/② ぜついんしんけい　×

●3 小腸の運動に蠕動運動，分節運動，振子運動がある．

③ 小腸の運動には，①分節運動（腸内容物の混和，攪拌），②振子運動（腸内容物の混和），③蠕動運動（腸内容物の移送）の3種がある．

① ぶんせつうんどう/② ふりこうんどう/③ ぜんどううんどう　〇

●4 食事によって胃・回腸反射が起こる．

④ 食物が胃に入ると，反射的に回腸の蠕動運動が①亢進し，回盲弁の括約筋が弛緩して，②回盲弁が開く．これを③胃・回腸反射という．回盲弁は結腸の内容物の逆流を防いでいる．

① こうしん/② かいもうべん/③ い・かいちょうはんしゃ　〇

●5 回盲括約筋は，ガストリンで緊張する．

⑤ 回盲弁の手前にある①回盲括約筋はガストリンで②弛緩する．胃に食物が入ると，回腸の蠕動が亢進（胃・回腸反射）し，盲腸に送られる．胃粘膜で分泌されたガストリンは回盲括約筋を弛緩させ，内容物を移送する．

① かいもうかつやくきん/② しかん　×

第 6 章 消化と吸収

問 題	解説と解答

●6 小腸の蠕動運動をまとめて総蠕動という．

⑥ 蠕動には，小腸全体にわたってみられる直行蠕動，横行結腸の口側に向かう逆蠕動，そのほか総蠕動がある．結腸で，1日数回起こる強い蠕動運動で，結腸の拡張された部位に収縮（30秒）が起こって弛緩（3分）する運動が，①総蠕動である．この運動で，②宿塊が直腸に運ばれ便意が起こる．

① そうぜんどう/② しゅくかい

3. 消化液の分泌機序

3.1 神経性機序

●1 唾液の分泌中枢は間脳にある．

① 唾液の①分泌中枢は延髄（上②唾液核，下唾液核）にある．無条件反射，条件反射で唾液が分泌する．

① ぶんぴつちゅうすう/② だえきかく

●2 条件反射によって起こる唾液分泌は，口腔粘膜が直接刺激されたときである．

② 唾液の分泌は，過去に経験した食物を連想することで，唾液分泌が起こる条件反射と，直接①口腔粘膜，味覚器，②嗅覚器などを刺激されて起こる無条件反射とによる．

① こうくうねんまく/② きゅうかくき

●3 唾液の分泌は通常，交感神経が優位に作用する．

③ ①副交感神経は，正常の唾液分泌を支配する．唾液は，副交感神経の刺激で薄い②唾液が多量に分泌する．交感神経の刺激でプチアリンの多い粘液性唾液が少量分泌する．

① ふくこうかんしんけい/② だえき

●4 胃液の分泌は交感神経の興奮で促進する．

④ 交感神経の興奮は①胃液の分泌を②減少させ，副交感神経（迷走神経）の興奮は多量の胃液を分泌させる．

① いえき/② げんしょう

第6章 消化と吸収

3 消化液の分泌機序

問　題	解説と解答

3.1 神経性機序

● 5　胃の蠕動運動は副交感神経の興奮で促進する．

⑤ 胃の蠕動運動は 15～20 秒の間隔で起こり，0.2～0.6 cm/秒の速度でゆっくり進む．副交感神経（①迷走神経）の興奮は胃の緊張性を高め，蠕動運動を②促進する．反対に交感神経の興奮は③抑制する．

① めいそうしんけい/② そくしん/③ よくせい　　○

● 6　小腸の運動は交感神経の興奮で促進する．

⑥ 小腸の運動は副交感神経（迷走神経）の刺激で促進し，交感神経の刺激で抑制される．

×

3.2 体液性機序

● 1　ガストリンの分泌は胃への脂肪性食物の刺激による．

① ガストリンは胃の①蛋白質分解産物，アルコールなどの刺激で②幽門前庭部のG細胞から分泌され，さらに血行を経て胃腺に達し胃液（塩酸，ペプシン）の分泌を促進する．

① たんぱくしつぶんかいさんぶつ/② ゆうもんぜんていぶ　　×

● 2　酵素に富む膵液の分泌はガストリンの作用で起こる．

② ①酵素に富む膵液の分泌はコレシストキニンの作用に，酵素の少ない②重炭酸ナトリウムを含む膵液の多量の分泌はセクレチンの作用による．ガストリンは塩酸に富む胃液の分泌を促進する．

① こうそ/② じゅうたんさんナトリウム　　×

● 3　ペプシノゲン分泌細胞は胃腺の傍細胞（壁細胞）である．

③ 胃腺の細胞に主細胞，傍細胞（①壁細胞），副細胞がある．主細胞からペプシノゲン，②傍細胞から塩酸，副細胞から粘液が分泌される．

① へきさいぼう/② ぼうさいぼう　　×

4. 消 化

4.1 糖質，蛋白質，脂質の消化

● 1　唾液は弱酸性で1日の分泌量は約3 l である．

① 唾液は弱酸性（約 pH 6.5）で，1日の分泌量は平均1～1.5 l/日である．

● 2　唾液中のプチアリンはでん粉の分解酵素である．

② ①分解酵素プチアリン（アミラーゼ）はでん粉をデキストリンと②麦芽糖に分解する．これは口腔内の化学的消化作用である．

① ぶんかいこうそ/② ばくがとう

● 3　胃液は弱酸性で，1日の分泌量は1.5～2.5 l である．

③ 胃液は強酸性（pH 1～2）で，1日に1.5～2.5 l 分泌される．

● 4　胃液中のペプシンは蛋白質の分解酵素である．

④ 胃で，蛋白質は蛋白質分解酵素であるペプシンによりペプトンとプロテオースに分解される．

● 5　胃の消化に機械的消化作用と化学的消化作用がある．

⑤ 胃の機械的消化作用は蠕動運動で，内容物を①攪拌，②混和し，び（糜）汁とする．また，ペプシンによる化学的消化作用によって蛋白質をペプトンおよびプロテオースに分解する．

① かくはん/② こんわ

● 6　ペプシノゲンは塩酸によって活性化する．

⑥ ペプシノゲンはペプシンの不活性前駆体で，①胃底腺の②主細胞から分泌し，塩酸で活性化してペプシン（プロテアーゼ）となり，蛋白質を分解する．

① いていせん/② しゅさいぼう

第6章 消化と吸収

4.2 膵液

1 膵液は酸性の消化液である．

① ①膵液は膵臓の②外分泌腺で産生・分泌され，膵管を経て十二指腸に排出する．重炭酸ナトリウムを含むアルカリ性の消化液（pH 8〜8.5）である．

① すいえき／② がいぶんぴつせん

×

2 膵液には三大栄養素を分解する酵素が含まれる．

② 膵液には三大栄養素（糖質，蛋白質，脂質）を分解する酵素が含まれる．トリプシンとキモトリプシンは蛋白質をアミノ酸に，アミラーゼは①糖質をブドウ糖に，リパーゼ（ステアプシン）は②脂質を脂肪酸とグリセロールとに分解する．

① とうしつ／② ししつ

○

3 膵リパーゼ（ステアプシン）は脂肪の分解酵素である．

③ 膵液に含まれるリパーゼをステアプシンまたは膵リパーゼという．リパーゼは脂肪を脂肪酸とグリセリンとに分解する脂肪分解酵素である．

○

4 膵液のアミラーゼはでん粉を麦芽糖に分解する．

④ アミラーゼ（アミロプシン）は①でん粉を麦芽糖に分解する②酵素である．

① でんぷん／② こうそ

○

5 トリプシンは脂質の分解酵素である．

⑤ 膵液のトリプシンは蛋白質をポリペプチドに分解した後，ペプチドに分解する蛋白質分解酵素（プロテアーゼ）である．

×

| 問　題 | 解説と解答 |

4.3 胃腺，腸腺

● 1　ペプシン，アミラーゼ，リパーゼのうち蛋白質分解酵素はリパーゼである．

① 蛋白質分解酵素はペプシン（胃），トリプシン（膵），キモトリプシン（膵），カルボキシペプチダーゼ（膵）である．リパーゼは脂肪分解酵素，アミラーゼはでん粉分解酵素である．

×

● 2　マルターゼは小腸液に含まれる麦芽糖の分解酵素である．

② 小腸の腸腺から分泌される腸液のマルターゼは麦芽糖をブドウ糖に分解する．

○

● 3　ラクターゼは乳糖の分解酵素である．

③ ラクターゼは①小腸液に含まれ，②乳糖をブドウ糖とガラクトースとに分解する．

① しょうちょうえき/② にゅうとう

○

5．消化管ホルモン

● 1　ガストリンは胃液の分泌を促進する．

① ガストリン（消化管ホルモン）は胃の①幽門前庭部粘膜（G細胞）から分泌され，血中に入り，胃腺に達し塩酸とペプシンの分泌が起こる（②胃相）．

① ゆうもんぜんていぶねんまく/② いそう

○

● 2　セクレチンは膵液の分泌を促進する．

② セクレチンは十二指腸の内容物が酸性になると，①十二指腸粘膜の細胞（S細胞）から分泌され血中に入り，膵臓に作用して，②重炭酸ナトリウムを含む膵液を大量に分泌させる．

① じゅうにしちょうねんまく/② じゅうたんさんナトリウム

○

| 問　題 | 解説と解答 |

●3　コレシストキニンは酵素を含む膵液の分泌を促進する．

③　コレシストキニン（パンクレオザイミン）は十二指腸粘膜から分泌し，血中に入り膵臓の外分泌腺に作用して酵素に富む膵液の分泌を促す．

○

6. 肝臓と胆道系

6.1 肝臓の働き

●1　吸収された三大栄養素は肝静脈を経て肝臓に送られる．

①　三大栄養素である糖質は単糖類（ブドウ糖，果糖，ガラクトース）に，蛋白質はアミノ酸に分解され，小腸の①絨毛上皮で吸収されて毛細血管に入り，門脈を経て肝臓に運ばれる．脂肪は脂肪酸とグリセロールに分解され，小腸上皮細胞内に吸収され細胞内で脂質（トリグリセリドなど）に再合成されて，②中心乳ビ腔（管）に入り胸管を経て静脈に注ぐ．肝静脈は肝臓の血液を下大静脈に送る．

① じゅうもうじょうひ/② ちゅうしんにゅうびくう

×

●2　肝臓で尿素，フィブリノゲンが作られる．

②　肝細胞ではアミノ酸を分解し，アンモニアを尿素に変える作用がある．肝障害があると血中にアンモニアが蓄積する（①肝性昏睡）．また②血液凝固に必要なフィブリノゲンとプロトロンビンの生成，グリコゲンの合成と分解，脂肪酸の分解とケトン体の産生などを行う．

① かんせいこんすい/② けつえきぎょうこ

○

●3　胆汁は肝臓で生成される．

③　胆汁は肝臓の肝細胞で生成され，①毛細胆管，小葉間胆管，肝管，総肝管を経て②胆嚢に一時貯えられ濃縮される．

① もうさいたんかん/② たんのう

○

6.2 胆汁の組成，胆道系の働き

●1 胆汁酸塩は脂肪をグリセロールと脂肪酸に分解する．

① 胆汁酸塩は分解酵素でないため，脂肪の分解はできない．胆汁酸塩は脂肪を乳化して膵リパーゼの脂肪分解を促進する．

×

●2 胆汁の主成分は胆汁酸，胆汁色素，脂質などである．

② 胆汁の主な成分は①胆汁酸，②胆汁色素，③脂質（コレステロール，レシチン，脂肪酸）である．消化酵素は含まれない．胆汁酸にはグリココール酸・タウロコール酸，胆汁色素には赤血球中のヘモグロビンの分解産物のビリルビンとビリベルジン，脂質にはコレステロールを含む．

① たんじゅうさん/② たんじゅうしきそ/③ ししつ

○

●3 胆汁は酸性で，1日に 0.5〜0.8 l 分泌する．

③ 胆汁は約 pH 8.3（アルカリ性）で，肝臓で産生し，胆嚢で濃縮，貯蔵されて，1日に 0.5〜0.8 l 分泌する．

×

●4 胆汁の排出はコレシストキニンの作用によって促進される．

④ コレシストキニンは十二指腸粘膜から分泌され，血中に入り胆嚢に達し，胆嚢を収縮させオッディ括約筋を弛緩させ胆汁の排出を促進する．

○

第7章　呼吸器系

問　題　　　　解説と解答

1. 鼻と咽頭

1.1 鼻腔と副鼻腔

1 外鼻と鼻腔

● 1　鼻中隔は鼻骨と軟骨とからなる．

① 鼻腔を左右に分ける隔壁を鼻中隔といい，①篩骨の垂直板と②鋤骨からなる骨部，鼻中隔軟骨からなる軟骨部とがある．鼻骨は鼻根部をつくる長四角形の対をなす小さな骨である．

① しこつ/② じょこつ　　　　　　　　　　　　　　　　　○

● 2　鼻腔は上・中・下鼻道に分かれる．

② 鼻腔の左右の外側壁より上・中・①下鼻甲介が鼻腔に向かって突出して，各鼻甲介の下に，上・中・下鼻道をつくる．上・中・下鼻道は後方で合して②鼻咽道となり，後鼻孔で咽頭鼻部に続く．

① かびこうかい/② びいんどう　　　　　　　　　　　　○

● 3　上鼻道に鼻涙管が開口する．

③ ①涙嚢の下端に続く②鼻涙管は上顎骨の中を貫き，下鼻道の前部に開口する．

① るいのう/② びるいかん　　　　　　　　　　　　　　×

第7章 呼吸器系

| 問　題 | 解説と解答 |

7-1 鼻と咽頭

1.1 鼻腔と副鼻腔

2 副鼻腔の名称，位置，開口部

●1 側頭骨は含気骨で，内部に乳突洞と呼ぶ副鼻腔がある．

① 含気骨は骨体内に空気を含む空洞をもつ骨で，上顎骨，前頭骨，篩骨，①蝶形骨，側頭骨がある．上顎骨（上顎洞），前頭骨（前頭洞），篩骨（篩骨洞），蝶形骨（蝶形骨洞）の②含気腔は鼻腔と交通するので副鼻腔と称す．側頭骨の③乳突洞は中耳と交通し，副鼻腔ではない．

① ちょうけいこつ/② がんきくう/③ にゅうとつどう　×

●2 中鼻道に前頭洞，上顎洞が開口する．

② 前頭洞は前頭骨内に，上顎洞は上顎骨体内にある①副鼻腔で，それぞれ②中鼻道に開口する．

① ふくびくう/② ちゅうびどう　○

1.2 咽　頭

●1 咽頭は気管と連結する．

① 咽頭は鼻腔，口腔，喉頭の後ろにあり，上方から咽頭鼻部，咽頭口部，咽頭喉部からなる扁平な管である．消化器官として口腔と食道とを結び，呼吸器官として鼻腔と喉頭とを連結する．

×

●2 咽頭口部に耳管咽頭口がある．

② 中耳（①鼓室）と咽頭とを交通する耳管の開口部である耳管咽頭口は，鼻腔が後方に続く咽頭上部の咽頭鼻部にある．②耳管咽頭口の周辺にはリンパ小節が集まり耳管扁桃を構成する．

① こしつ/② じかんいんとうこう　×

1.2 咽　頭

● 3　リンパ咽頭輪（ワルダイエル咽桃輪）は咽頭と口腔にあるリンパ組織である．

③ リンパ咽頭輪は，咽頭を取り囲むように配列しているリンパ小節の集団で，①耳管扁桃（耳管咽頭口の周囲），咽頭扁桃（咽頭の上後壁），口蓋扁桃（口蓋舌弓と②口蓋咽頭弓の間の扁桃窩），舌扁桃（舌根部の舌小胞）の総称である．呼吸器，消化器の入口にあり，感染防御に役立っている．咽頭扁桃は 5～6 歳でもっとも発達する（肥大するとアデノイドとなる）．

① じかんへんとう/② こうがいいんとうきゅう　　　　〇

2. 喉　頭

● 1　声帯は反回神経に支配される．

① ①喉頭腔の中央部で，左右の側壁にある 1 対の②声帯ヒダを一般に声帯とよぶ．反回神経（迷走神経の枝）が支配する．

① こうとうくう/② せいたいヒダ　　　　〇

● 2　喉頭筋は平滑筋で構成される．

② ①喉頭筋はすべて横紋筋からなる．喉頭筋は嚥下，発声，呼吸のとき，共同して働く．支配神経は迷走神経の枝（②輪状甲状筋は上喉頭神経，その他の喉頭筋は反回神経）である．

① こうとうきん/② りんじょうこうじょうきん　　　　×

● 3　喉頭隆起は，第 6 頸椎の高さにある輪状軟骨の前方への隆起である．

③ 輪状軟骨は喉頭下部を構成する．上方は①甲状軟骨と下方は②気管軟骨との間にある．③喉頭隆起は甲状軟骨の左板と右板が正中部で合して前方に突出した部位である．この正中の内面に 1 対の声帯が付着する．

① こうじょうなんこつ/② きかんなんこつ/③ こうとうりゅうき　　　　×

第7章 呼吸器系

2 喉頭（つづき）

問 題	解説と解答

●4 喉頭腔で前後に走る下方の左右1対のヒダが声帯ヒダである．

④ 喉頭腔の中央部で上方と下方に前後に走るヒダがある．上方の左右1対が前庭ヒダ（①室ヒダ，②仮声帯），下方の左右1対が声帯ヒダである．

① しつヒダ/② かせいたい　　○

●5 声帯は声門ヒダと前庭ヒダとを合わせたものである．

⑤ 声帯ヒダを声帯ともいう．左右の声帯ヒダの間が声門裂で，①声門裂と声帯ヒダとを合わせて声門という．ヒダ内には声帯筋と②声帯靱帯とがある．声帯ヒダの長さは男女で異なる．女性は短いので声が高くなる．

① せいもんれつ/② せいたいじんたい　　×

3. 気管および気管支

3.1 気管・気管支の位置，構造

●1 気管は食道の後ろに位置する．

① 気管は第6頸椎の高さで喉頭より続き，食道の前を下り，第4胸椎の高さで①気管分岐部となり，左・右②気管支に分かれる．

① きかんぶんきぶ/② きかんし　　×

●2 気管の後部は膜性壁である．

② 気管の後部は軟骨を欠き，①膜性壁とよばれる．膜性壁は平滑筋を含む②結合組織性の膜である．

① まくせいへき/② けつごうそしきせい　　○

●3 気管の内面は重層扁平上皮で覆われる．

③ 気管粘膜の表面は①多列円柱線毛上皮で覆われ，粘膜下組織には気管腺がある．線毛運動は上向きで，②塵埃，異物などの除去をする．

① たれつえんちゅうせんもうじょうひ/② じんあい　　×

3.1 気管・気管支の位置,構造

● 4 気管軟骨は弾性軟骨で構成される.

④ 気管軟骨は硝子軟骨である.16〜20個で①馬蹄形を呈し,気管壁に上下に重なり,②輪状靱帯で結合する.後部は膜性壁となる.

① ばていけい/② りんじょうじんたい ×

3.2 左右の気管支の相違

● 1 左気管支は右気管支より短い.

① 気管は①気管分岐部で左右の②気管支に分かれる.左気管支(長さ5〜6cm)は,右気管支(長さ2〜3cm)より細くて長い.

① きかんぶんきぶ/② きかんし ×

● 2 右気管支は急傾斜で右肺に入る.

② 右気管支は太く,①鉛直線に対する角度は約25°と②急傾斜で,右肺に入る.左気管支は細く,約45°で,傾斜は緩やかである.

① えんちょくせん/② きゅうけいしゃ ○

4. 肺

4.1 形,重さ,各部の名称,構造

● 1 右肺は左肺より大きい.

① 心臓が左よりに存在するために,右肺は左肺より大きい.右肺の大きさと重さは約1200 ml,約600 g,左肺は約1000 ml,約500 gである.

○

● 2 右肺は3葉に左肺は2葉に分かれる.

② 肺は胸腔にある1対の半円錐形の器官で,表面は①肺胸膜に覆われ,右肺は水平裂により上葉と中葉,②斜裂により中葉と下葉の3葉に分かれる.左肺は斜裂で上葉と下葉の2葉に分かれる.

① はいきょうまく/② しゃれつ ○

第7章 呼吸器系

| 問 題 | 解説と解答 |

4.1 形, 重さ, 各部の名称, 構造

●3 肺尖は鎖骨の直下にある.

③ 肺には①肺尖, 肺底, 肋骨面, 横隔面, 内側面を区別する. 肺尖は②鎖骨の 2〜3 cm 上方に達する.

① はいせん/② さこつ ×

●4 肺胞の全表面積は 50 m² である.

④ ①肺胞は呼吸上皮, 毛細血管, 弾性線維からできた直径 0.1〜0.2 mm の小さい袋である. 総数は数億といわれ, 両肺の②全表面積は 90〜100 m² に達するという.

① はいほう/② ぜんひょうめんせき ×

4.2 肺の血管系

●1 肺の栄養血管は気管支動脈である.

① ①気管支動脈は②胸大動脈より 2〜3 本が出て, 気管支壁に分枝し, 気管支とともに肺内に入り, 肺組織に栄養を与える栄養血管である.

① きかんしどうみゃく/② きょうだいどうみゃく ○

●2 肺の機能血管は肺動脈と肺静脈である.

② 肺動脈と肺静脈は直接心臓より出入りし, 肺で分岐して肺胞周囲で①毛細血管網となり, 肺胞でガス交換を行う②機能血管である.

① もうさいけっかんもう/② きのうけっかん ○

第7章 呼吸器系

| 問 題 | 解説と解答 |

5. 胸膜と縦隔

5.1 胸膜，胸膜腔

● 1　肺は漿膜に包まれている．

① 漿膜には胸膜，心膜，腹膜などがある．漿膜は単層扁平上皮と少量の結合組織からなる薄い膜で，動く臓器の外表面を覆い，漿液を分泌する．肺の漿膜は表面（肺胸膜）と胸壁の内面（①壁側胸膜）とを覆う2枚の胸膜からなり，その間の腔を②漿膜腔といい少量の漿液がある．

① へきそくきょうまく/② しょうまくくう　　　　　　　　　○

● 2　肺胸膜は壁側胸膜である．

② 肺実質表面に密着して覆っている漿膜が臓側胸膜（肺胸膜）である．肺門で折れ返って胸腔内面を覆うのが壁側胸膜（胸膜，肋膜）である．壁側胸膜には①肋骨胸膜（肋骨と肋間筋の内側表面に密着），②横隔胸膜（横隔膜上面に密着），③縦隔胸膜（心膜との対向面）とがある．肺胸膜と壁側胸膜との間が胸膜腔である．

① ろっこつきょうまく/② おうかくきょうまく/③ じゅうかくきょうまく　　×

5.2 縦隔（縦隔の区分と縦隔にある器官）

● 1　縦隔の前部には心臓が位置する．

① 縦隔は肺と胸膜とに囲まれた胸腔中央部で，前には胸骨，後ろは胸椎，両側に縦隔胸膜がある．①心膜を基準に上部，前部，中部，後部の4部に分かれ，②縦隔前部（前縦隔）には胸腺，リンパ節が位置する．

① しんまく/② じゅうかくぜんぶ　　　　　　　　　　　×

● 2　縦隔の上部には食道が通る．

② 上部（縦隔上部，上縦隔）には胸腺，気管，食道，大動脈弓，上大静脈，①腕頭静脈，奇静脈，胸管，リンパ節，②横隔神経，迷走神経，交感神経幹がある．

① わんとうじょうみゃく/② おうかくしんけい　　　　　　○

119

第7章 呼吸器系

| 問 題 | 解説と解答 |

5.2 縦隔（縦隔の区分と縦隔にある器官）

● 3 縦隔の中部に胸大動脈がある．

③ 中部（縦隔中部，中縦隔）には心臓，上行大動脈，肺動脈，肺静脈，上大静脈，横隔神経がある．後部（縦隔後部，後縦隔）には気管支，食道，胸大動脈，①奇静脈，②半奇静脈，胸管，リンパ節，迷走神経，③交感神経幹がある．

① きじょうみゃく/② はんきじょうみゃく/③ こうかんしんけいかん ×

6. 呼　　吸

● 1 横隔膜が弛緩すると腹腔に下がり吸気が起こる．

① 収縮した横隔膜が弛緩すると，①腹圧で横隔膜は②挙上し胸腔が狭くなり，肺内の空気は肺から出される（呼気）．

① ふくあつ/② きょじょう ×

● 2 正常成人の1分間の安静時呼吸数は12〜20回である．

② 正常成人の1分間の安静時呼吸数は12〜20回で，女性が男性よりやや多い．

○

● 3 腹式呼吸は横隔膜の作用による呼吸型である．

③ 腹式呼吸は横隔膜の収縮により，肺が拡張し吸気が行われる．弛緩により肺は縮小し，呼気が行われる．腹式呼吸は一般に女性より男性に多い．

○

● 4 安静時の呼吸は，男女とも胸式呼吸が主である．

④ 安静時には，男女とも横隔膜を主とする腹式呼吸を行っている．通常の呼吸運動は，横隔膜の運動による腹式呼吸（横隔膜呼吸）と肋間筋の運動による胸式呼吸との協同で行われている．

×

問題	解説と解答

● 5 正常の呼吸では吸息期が長く、呼息期が短い．

⑤ 正常の呼吸では、吸息期が短く、続いて呼息期が長く、一定の休息期の後、吸息期が始まる．急速な呼息として①咳嗽や②咳（口腔に空気が行く）、くしゃみ（鼻腔に空気が行く）、急速な吸息としてしゃっくり（横隔膜の③痙攣による吸気）、あくび（深い吸息運動）などがある．

① がいそう/② せき/③ けいれん ×

● 6 胸式呼吸で、外肋間筋は呼気に、内肋間筋は吸気に働く．

⑥ 呼吸筋である①深胸筋に、②外肋間筋（吸気筋）、内肋間筋（呼気筋）、肋下筋（呼気筋）、胸横筋（呼気筋）などがある．外肋間筋は肋骨を挙上し、胸郭を広げて胸腔内圧を減少させ、吸気が起こる．内肋間筋は肋骨を引き下げ、胸郭を縮小し空気を呼出する（呼気）．

① しんきょうきん/② がいろっかんきん ×

● 7 吸気の際、胸郭の左右方向への拡大は主に上位肋骨の運動による．

⑦ 外肋間筋、①肋骨挙筋などの収縮で肋骨が挙上する．②上位肋骨の挙上で胸骨は前上方に、胸郭は前後方向に拡大し、下位肋骨の挙上で胸郭は左右方向に拡大し、吸気が起こる．

① ろっこつきょきん/② じょういろっこつ ×

7. 換　気

7.1 肺胞内圧と胸膜腔内圧

● 1 胸腔内圧（胸膜腔内圧）は陰圧である．

① 胸腔内圧（胸膜腔内圧）は外気圧より低く陰圧である．①吸息時－5～－9 mmHg、②呼息時－3～－6 mmHg である．

① きゅうそくじ/② こそくじ ○

● 2 吸息時には胸腔内の陰圧が増加して肺が膨らむ．

② 吸息運動で胸郭が拡大し、胸腔内圧が大気圧より低下し、肺は膨らみ大気が入る．

○

第7章 呼吸器系

| 問　題 | 解説と解答 |

7.2 換気量と残気量

●1 全肺気量は肺活量と機能的残気量を加えたものである．

① ぜんはいきりょう/② ざんきりょう

① 健康成人の①全肺気量は約4〜6 l で，全肺気量は肺活量に②残気量を加えたもの．

×

●2 機能的残気量とは努力呼息後に肺内にある肺気量をいう．

① きのうてきざんきりょう/② あんせいこきゅう

② ①機能的残気量は②安静呼吸の終わりの肺に残る肺気量で，予備呼気量と残気量を足したものである．機能的残気量は2200〜2500 ml である．

×

●3 肺活量は予備吸気量と予備呼気量を合わせたものをいう．

① よびきゅうきりょう/② よびこきりょう

③ 肺活量は1回換気量と①予備吸気量と②予備呼気量を合わせたものをいう．成人男子で3〜4 l，女子で2〜3 l である．

×

●4 安静時の1回換気量は約1000 ml である．

④ 正常成人で安静時1回の呼吸で肺に出入りする空気量を1回換気量（呼吸気量）といい，約500 ml である．

×

●5 予備呼気量は約1000 ml である．

⑤ 安静呼息の後に，さらに吐き出せる最大呼息による呼気量を予備呼気量という．成人正常値は1000〜1500 ml である．

○

8. ガス交換と運搬

8.1 肺でのガス交換

●1 肺胞でのガス交換を内呼吸という．

① がいこきゅう/② にさんかたんそ

① 肺胞内の空気と毛細血管の血液との間のガス交換を①外呼吸（肺呼吸）という．肺胞内の酸素は血液中に移り（酸素化ヘモグロビン），血液中の②二酸化炭素は肺胞内に放出する．

×

8.1 肺でのガス交換

●2 内呼吸とは細胞と血液との間のガス交換をいう．

① ないこきゅう/② そしきこきゅう

② 組織や細胞内の二酸化炭素と血液の酸素との間で起こるガス交換を①内呼吸（②組織呼吸）という．グルコースを分解し，エネルギーを作る過程で，細胞が酸素を取り入れ二酸化炭素を出す過程も内呼吸（好気呼吸，代謝）という．

○

8.2 酸素と二酸化炭素の運搬

●1 肺胞気の酸素は拡散によって血液中に移る．

① かくさん/② さんそぶんあつ

① 肺胞の中の空気（肺胞気）のガス交換は①拡散によって起こる．肺胞気の②酸素分圧は 100 mmHg であり，静脈血中の酸素分圧は 40 mmHg である．60 mmHg の分圧差により酸素は血中に移る．

○

●2 過呼吸では呼吸数が増し，換気量も増大する．

① いじょうこきゅう/② せんそくこきゅう

② 過呼吸では，呼吸数の増加はなく，呼吸の深さが増大し，換気量が増す．①異常呼吸には，過呼吸以外に，過換気（分時換気量の増大），減呼吸または浅呼吸（呼吸頻度に変化はないが，深さが浅い），②浅速呼吸（呼吸数増加と浅い呼吸），多呼吸（呼吸頻度増加と深さが深い），小呼吸（多呼吸の反対）などがある．

×

●3 過呼吸によって血液はアルカリ性に傾く．

① かこきゅう/② かんきりょう

③ ①過呼吸では呼吸数の増加はなく，呼吸の深さが増大し，②換気量が増加して，血中の炭酸が減少し，pH も低下してアルカリ性に傾き，呼吸性アルカローシスになる．

○

9. 呼吸中枢と呼吸調節

1 呼吸中枢は間脳の視床下部にある．

① 呼吸中枢は，①<u>延髄網様体</u>の腹側に②<u>吸息中枢</u>が，その背側に呼息中枢がある．

① えんずいもうようたい/② きゅうそくちゅうすう

×

2 血液中の CO_2 分圧増加は呼吸運動を促進する．

② 血液中の CO_2 分圧増加は，①頸動脈小体および②大動脈小体の化学受容器を刺激し，舌咽神経，迷走神経を経て吸息中枢に達し，交感神経を経て呼吸促進を起こす．

① けいどうみゃくしょうたい/② だいどうみゃくしょうたい

○

3 ヘーリング・ブロイエル反射は吸息から呼息への移行を促す．

③ 吸息により肺が伸展すると肺の①伸展受容器が刺激され，迷走神経を経て②吸息中枢が抑制され，反射的に呼息へ移行させる．これをヘーリング・ブロイエル反射（肺迷走神経反射）という．

① しんてんじゅようき/② きゅうそくちゅうすう

○

4 交感神経の興奮で気管支の管腔が縮小する．

④ 気管支は自律神経の①二重支配を受ける．交感神経の興奮で，②気管支平滑筋は弛緩し管腔を拡張する．副交感神経は平滑筋を収縮させ，管腔を縮小させる．

① にじゅうしはい/② きかんしへいかつきん

×

5 気管支の筋の収縮は交感神経のアドレナリン作動性線維で起こる．

⑤ 気管支の平滑筋の収縮は，副交感神経の①コリン作動性線維（アセチルコリン）によって起こる．交感神経の②アドレナリン作動性線維によって気管支の平滑筋は弛緩し，気管支が拡張する．

① コリンさどうせいせんい/② アドレナリンさどうせいせんい

×

第8章　泌尿器系

問　題　　　　　解説と解答

1. 腎　臓

1.1 位置，外形（色，形，大きさ，重さ，固定）

● 1　腎臓は第12胸椎から第3腰椎の間に位置する．

① ①腎臓は②脊柱の両側にあり，第12胸椎から第3腰椎の間に位置する．右腎は肝臓の下にあるため左腎より1.5 cmほど低位にある．

① じんぞう/② せきちゅう　　　　　　　　　　○

● 2　腎臓は腰方形筋に接している．

② 腎臓は後腹壁に接し，後面は横隔膜の①腰椎部と腰方形筋に，内側は大腰筋に接する．右腎の前面は，肝臓，十二指腸の下行部，右結腸曲に接し，左腎の前面は胃底，脾臓，膵臓，空腸，左②結腸曲に接する．

① ようついぶ/② けっちょうきょく　　　　　　○

● 3　腎臓の実質の表面は直接脂肪被膜で包まれる．

③ 腎臓の実質表面は，直接滑らかな線維性の被膜（①線維被膜）で包まれ，線維被膜の外側は脂肪組織（脂肪被膜）で包まれる．すなわち，腎臓には固定する靱帯がなく，脂肪組織に含まれる線維性の膜である腎筋膜（ゲロータ筋膜）で固定されているので移動性が強い（②遊走腎）．また脂肪被膜の中には副腎がある．

① せんいひまく/② ゆうそうじん　　　　　　　×

125

1.2 構　造

● 1　腎臓は皮質と髄質からなる．

① 腎臓は実質性器官で，皮質と髄質とからなる．また，皮質は①<u>腎小体</u>と尿細管とからなり，髄質は尿細管と集合管とを含む 10 数個の②<u>腎錐体</u>からなる．

① じんしょうたい/② じんすいたい　　○

● 2　腎髄質に腎小体がある．

② 腎髄質は①<u>腎柱</u>によって分かれて，10 数個の腎錐体となる．腎錐体は尿細管と集合管とを含み，先端は腎乳頭として②<u>腎洞</u>内に突出する．

① じんちゅう/② じんどう　　×

● 3　ネフロンは腎臓の機能的単位である．

③ ネフロンは腎小体（マルピギー小体）とそれに続く 1 本の尿細管とからなる．腎臓の機能的単位である．

○

● 4　腎小体は糸球体と尿細管とで構成される．

④ 腎小体（マルピギー小体）は約 0.2 mm の球形で，糸球体と①<u>糸球体嚢</u>（ボウマン嚢）とからなる．尿細管は近位尿細管，ヘンレのワナ（②<u>ヘンレ係蹄</u>，ヘンレのループともいう），遠位尿細管とで構成される．

① しきゅうたいのう/② ヘンレけいてい　　×

● 5　腎糸球体は静脈の塊りである．

⑤ 腎糸球体では糸球体嚢内で①<u>輸入細動脈</u>が数本の毛細血管に枝分かれし，再び合して輸出細動脈として糸球体嚢内を出る．糸球体嚢内に細動脈が出入りする部位を血管極，尿細管が出る部位を②<u>尿管極</u>という．

① ゆにゅうさいどうみゃく/② にょうかんきょく　　×

1.2 構　造

●6 腎小体の輸出細動脈の血管壁にレニンを分泌する細胞がある．

⑥ 腎小体の①血管極（輸入細動脈と輸出細動脈が出入りする部位）の輸入細動脈の壁に②糸球体傍細胞があり，血圧上昇ホルモンであるレニンを分泌する．

① けっかんきょく／② しきゅうたいぼうさいぼう　　×

●7 尿細管は尿管極に始まり集合管に開く．

⑦ 尿細管はボウマン嚢の尿管極に始まり，近位尿細管，ヘンレのワナ，遠位尿細管となり，髄質の集合管に開口する．集合管は合流して①乳頭管となり，②腎杯に開く．

① にゅうとうかん／② じんぱい　　○

●8 腎杯は腎盤（腎盂）を形成する．

⑧ 腎杯は尿管の起始部で，腎乳頭を包む腎杯（小腎杯）が2〜3個集まって①大腎杯となり，②腎盤（③腎盂）を形成し尿管に続く．

① だいじんぱい／② じんばん／③ じんう　　○

2. 尿　管

●1 尿管は大腰筋の前を下り膀胱に開く．

① 尿管は腎盤に続く長さ約30 cm，径が5〜6 mmの管で，前面が後腹膜に覆われ①大腰筋の前を下り，②小骨盤腔に入り，膀胱に開口する．

① だいようきん／② しょうこつばんくう　　○

●2 尿管は2カ所に狭窄部がある．

② 尿管は腎盤と膀胱を結ぶ管で，①腎盤尿管移行部，総腸骨動・静脈との交叉部（または外腸骨動・静脈との交叉部），②膀胱壁貫通部の3カ所で③狭窄している．

① じんばんにょうかんいこうぶ／② ぼうこうへきかんつうぶ／③ きょうさく　　×

●3 尿管は膀胱底に開口する．

③ 尿管は腎臓に続いて①腹膜後腔（隙）を下行して，小骨盤腔では外側を通り，②膀胱底で左右別々に尿管口に開口する．

① ふくまくこうくう（げき）／② ぼうこうてい　　○

問 題	解説と解答
●4 尿管壁は粘膜，筋層，外膜からなる．	④ 尿管壁は粘膜，筋層，外膜の3層からなる．粘膜は移行上皮で覆われる．筋層は疎な平滑筋線維層であり，上部2/3が内①<u>縦走筋層</u>，外輪走筋層，下部1/3が内縦走筋層，中輪走筋層，外縦走筋層の3層である．外膜は弾性線維を含む②<u>疎性結合組織</u>である．
① じゅうそうきん/② そせいけつごうそしき	○

3．膀　胱

問 題	解説と解答
●1 女性の膀胱は恥骨と直腸との間にある．	① 膀胱は尿管によって送られた尿を一時的に蓄える筋性の袋であり，骨盤内で，前上方から後方面は腹膜で覆われる．前方は恥骨結合，後方は女性では子宮と腟，男性では直腸と接している．膀胱は，膀胱尖，膀胱体，膀胱底，膀胱頸の4部を区別する．
	×
●2 尿管口と内尿道口とを結んだ部を膀胱三角という．	② 膀胱底の左・右尿管口と内尿道口を結ぶ三角の部を①<u>膀胱三角</u>（腫瘍の好発部位）という．この部分の粘膜は他の領域と異なり，ヒダが少なく平滑で，尿の②<u>排泄</u>に都合がよい．
① ぼうこうさんかく/② はいせつ	○
●3 膀胱壁の内面は単層扁平上皮で覆われる．	③ 膀胱の粘膜表面は移行上皮で覆われる．移行上皮は多列上皮の一種で，尿量の充実度により上皮層の厚さと細胞の形を変える．
	×
●4 膀胱壁の筋は横紋筋である．	④ 膀胱壁の筋は平滑筋（①<u>排尿筋</u>）からなり，内縦走筋，②<u>中輪走筋</u>，外縦走筋の3層からなる．中輪走筋は内尿道口の周囲で③<u>膀胱括約筋</u>を形成する．
① はいにょうきん/② ちゅうりんそうきん/③ ぼうこうかつやくきん	×

4. 尿　道

●1 尿道は陰茎海綿体の中を貫いている．

① 男子の尿道は内尿道口から膀胱壁内の短い部（壁内部）に始まり，前立腺を貫通し（前立腺部），続いて①尿生殖隔膜を貫き（②隔膜部），尿道海綿体の中を通って（海綿体部），外尿道口に開く．全長約17cmである．

① にょうせいしょくかくまく/② かくまくぶ　　×

●2 女性の尿道は膣前庭に開口する．

② 女性の尿道は長さ3～4cmで，内尿道口に始まり，①膣前壁に沿って走り，外尿道口として②膣前庭に開口する．

① ちつぜんぺき/② ちつぜんてい　　○

●3 男性の尿道は前立腺を貫通する．

③ 前立腺は①膀胱底に接する実質器官で，尿道が前立腺の中央を前下方に貫通する．貫通部を前立腺部といい，左右から②射精管が開いている．

① ぼうこうてい/② しゃせいかん　　○

●4 尿道括約筋は随意筋である．

④ 尿道が尿生殖隔膜を貫く部に横紋筋の尿道括約筋があり，陰部神経の支配を受け，随意的に収縮する随意筋である．

○

5. 腎臓の機能と尿の生成

5.1 腎臓の機能

●1 腎臓から分泌されるホルモンとしてエリスロポエチンがある．

① 腎臓からエリスロポエチン，レニンなどのホルモンが分泌される．エリスロポエチンは赤血球の形成を促進し，レニンは，アンジオテンシンを作り①副腎に作用しアルドステロンを分泌させ，②血圧の調節をする．

① ふくじん/② けつあつ　　○

5.1 腎臓の機能

● 2 腎血流量は心拍出量の約25%の血液量である．

② ①腎血流量は1分間に腎臓を流れる血液量をいう．腎臓では②安静時で心拍出量の20〜25%（1200〜1300 ml/分）の大量の血液が流れる．

① じんけつりゅうりょう/② あんせいじ ○

● 3 毎日の尿量が2 l 以上の場合を多尿という．

③ 毎日の尿量が2 l 以上の場合を多尿，排尿回数が1日10回以上を①頻尿，0.5 l 以下を乏尿，尿生成のないのを②無尿という．尿生成があっても排尿できない場合を③尿閉，不随意に排尿があると尿失禁という．

① ひんにょう/② むにょう/③ にょうへい ○

5.2 糸球体，尿細管，尿生成

● 1 腎糸球体で濾過された水分の約99%は尿細管で再吸収される．

① 濾過された①原尿の水分の約99%が尿細管で②再吸収される．近位尿細管で約75%，ヘンレのワナと遠位尿細管で残りを再吸収し，約1%の水が尿として排泄される．

① げんにょう/② さいきゅうしゅう ○

● 2 原尿は尿細管を通過した後，集合管に集まる尿である．

② 原尿は糸球体の毛細血管を通過するときに，毛細血管壁から血球，蛋白質，脂肪球などの大きな粒子以外が濾過され，ボウマン嚢に入った濾過液である．尿細管では原尿から身体に有用な成分が再吸収される．一方，不用な成分は毛細血管から尿細管へ分泌される．

×

● 3 糸球体で濾過されたナトリウムはほとんど尿細管で再吸収される．

③ 糸球体で①濾過されたナトリウムの約99%が尿細管から再吸収される．アルドステロン（②副腎皮質ホルモン）はナトリウムの再吸収を促進する．

① ろか/② ふくじんひしつホルモン ○

5.2 糸球体,尿細管,尿生成

● 4 健康成人男性の1日尿量は平均約 1500 ml である.

④ 健康成人の1日尿量は男性では平均 1500 ml, 女性では平均 1200 ml である.

○

6. 排　尿

● 1 成人の膀胱容量は約 1500 ml である.

① 膀胱の容量には個人差もあるが, 平均約 500 ml である.

×

● 2 成人で膀胱の反射性収縮を起こす膀胱容量は 150～200 ml である.

② 膀胱の①尿量が 300～400 ml になると膀胱内圧が高まり, 膀胱の筋が収縮し, 尿道括約筋が弛緩して排尿が起こる. これが排尿反射である. ②排尿反射中枢は第1腰髄から第4仙髄（L1～S4）にある. 成人の膀胱容量は 500 ml である.

① にょうりょう/② はいにょうはんしゃちゅうすう

×

● 3 尿管には蠕動運動があり, 尿を運ぶ.

③ ①尿管は尿を腎臓から膀胱に運ぶ, 長さ約 30 cm の管である. 尿管の筋層（平滑筋）は1分間に1～4回の②蠕動運動をして尿を膀胱に送る.

① にょうかん/② ぜんどううんどう

○

● 4 内尿道括約筋（膀胱括約筋）を支配して, 排尿を行う神経は交感神経である.

④ 副交感神経（①骨盤神経）は膀胱筋を収縮し, 内尿道括約筋を②弛緩させ排尿を行う. 交感神経は膀胱筋を弛緩させ, 内尿道括約筋を収縮させて③蓄尿に働く.

① こつばんしんけい/② しかん/③ ちくにょう

×

● 5 外尿道括約筋を支配するのは体性運動神経である.

⑤ 外尿道括約筋を支配する神経は①陰部神経（②体性運動神経）で, 外尿道括約筋を③随意的に調節する.

① いんぶしんけい/② たいせいうんどうしんけい/③ ずいいてき

○

第9章 生殖器系

問 題　　　　解説と解答

1. 男性生殖器

1.1 精巣（睾丸）の位置，構造

●1 精子は精巣上体で形成される．

① 男性生殖器には精子を形成する部位と精子を運ぶ管（精路），および分泌腺がある．精子形成は多数の精細管が束になって並んだ精巣で行われる．精路には精巣上体，精管，精嚢，射精管，尿道がある．分泌腺として前立腺，尿道球腺がある．

×

●2 セルトリ細胞が男性ホルモンを分泌する．

② 精細管内の壁には精巣上皮とセルトリ細胞（支持細胞）とがある．精巣上皮では精子が産生される．①精祖細胞の分裂にはじまり，精母細胞→②精娘細胞→精子細胞と成熟し，精子細胞が分化して精子になる．男性ホルモンを分泌するのは間細胞である．

① せいそさいぼう/② せいじょうさいぼう

×

●3 精巣中の間細胞で精子をつくる．

③ 精巣を構成するのは精細管および精細管と精細管の間にある結合組織（精巣間質）である．精巣間質の①間細胞（ライディッヒ細胞，間質細胞ともいう）は②精細管と精細管との間の結合組織中にあって男性ホルモンを分泌する．精子をつくるのは精細管内にある生殖細胞（精祖細胞）である．

① かんさいぼう/② せいさいかん

×

第9章 生殖器系

| 問 題 | 解説と解答 |

1 男性生殖器

1.1 精巣（睾丸）の位置，構造

● 4　精管は鼠径管を通り尿道に開口する．

④　精管は精子の通路で，①精巣上体管に続き，精索に含まれて鼠径管を通り腹腔に入り，②精管膨大部，射精管となり，尿道前立腺部の後壁に開口する．

① せいそうじょうたいかん/② せいかんぼうだいぶ　　○

1.2 付属生殖腺（精嚢，前立腺）

● 1　精嚢は精子を貯蔵する器官である．

①　精嚢は精管から外上方に膨出した左右1対の①嚢状の腺で，弱アルカリ性の②果糖に富む粘液を分泌する．導管は精管に開口する．

① のうじょう/② かとう　　×

● 2　前立腺は直腸の前方に位置する．

②　前立腺は①膀胱底に接し，直腸の前方にある．前立腺の中央を尿道が貫通する．左右の②射精管は前立腺に入り，前立腺内で尿道（尿道前立腺部の後壁）に開口する．

① ぼうこうてい/② しゃせいかん　　○

● 3　前立腺は内分泌腺である．

③　前立腺は膀胱底に接する外分泌腺で，①管状胞状腺からなり，②導管（前立腺管）は尿道前立腺部に開口する．乳白色のアルカリ性液を分泌する．

① かんじょうほうじょうせん/② どうかん　　×

1.3 外陰部（陰茎）

● 1　陰茎には2個の海綿体がある．

①　①陰茎は恥骨の下面に付着し，陰茎根，陰茎体，陰茎亀頭の3部に区分する．陰茎の主体は尿道が通る尿道海綿体と左右の陰茎海綿体の3個の②海綿体と皮膚とからなる．尿道海綿体の先端は③亀頭をつくる．

① いんけい/② かいめんたい/③ きとう　　×

1.3 外陰部(陰茎)

● 2 尿道海綿体の内部に陰茎深動脈が走る.

② 尿道海綿体の内部を走るのは尿道で,この海綿体の①尖端を亀頭と呼び,外尿道口が開口する.②陰茎深動脈は陰茎の上半部にある2本の陰茎海綿体の内部を走る.

① せんたん/② いんけいしんどうみゃく　　×

2. 女性生殖器

2.1 卵巣の位置,構造

● 1 卵巣は小骨盤内で子宮の両側にある.

① 卵巣は①母指頭大の卵子を生成する実質器官で,小骨盤内の子宮の両側に広がる2枚の腹膜からなる②子宮広間膜(腹膜)の続きである卵巣間膜で付着する.卵巣間膜の付着部が③卵巣門で,血管,リンパ管,神経が出入りする.

① ぼしとうだい/② しきゅうこうかんまく/③ らんそうもん　　○

● 2 卵巣は皮質と髄質からなる.

② 卵巣は,外層の皮質(実質帯)と中央部の髄質(①血管帯)とからなる.皮質は種々の発育段階の卵胞(原始卵胞,②胞状卵胞,成熟卵胞)と支質(疎な結合組織)とで構成される.髄質は卵巣門より進入した結合組織で,血管,リンパ管,神経に富む.

① けっかんたい/② ほうじょうらんぽう　　○

● 3 排卵後の卵胞は黄体を形成する.

③ 卵胞の成熟が進み,成熟卵胞(グラーフ卵胞)は卵巣表面を破って,①卵細胞(卵母細胞が成熟し卵細胞になる)と卵胞液が腹腔内に出る.これを排卵という.排卵された卵細胞が卵子である.排卵後の卵胞内に黄色の色素をもったルテイン細胞が生じ,卵胞は黄体組織となる.②黄体は内分泌組織で,黄体ホルモンを分泌する.

① らんさいぼう/② おうたい　　○

第9章 生殖器系

| 問　題 | 解説と解答 |

2.1 卵巣の位置, 構造

●4 卵巣周期とは卵母細胞から原始卵胞になり胞状卵胞になる過程をいう.

④ 卵巣周期は, ①成熟卵胞 (グラーフ卵胞) が卵巣表面で破裂して腹腔内に出た (排卵) 後, 結合組織の②瘢痕 (白体) になるまでの過程である.
卵巣周期：排卵からつぎの排卵までをいう. 成熟卵胞→排卵→赤体 (出血後の血液の塊)→③黄体 (ルテイン細胞の増殖)→④白体 (結合組織の増殖)

① せいじゅくらんぽう/② はんこん/③ おうたい/④ はくたい　　×

2.2 卵　管

●1 卵管は卵子の通路である.

① 卵管は子宮側より卵管①峡部, 卵管②膨大部, 卵管③漏斗に分ける. 長さ約 10 cm の管で, 子宮広間膜に包まれ, その間膜の上縁を横走する. 卵管の粘膜にみられる線毛上皮の④繊毛運動により, 卵子は子宮に送られる.

① きょうぶ/② ぼうだいぶ/③ ろうと/④ せんもううんどう　　○

●2 卵管の外側端は腹腔に開口する.

② 卵管の外側端は①卵管腹腔口で腹腔に開き, 内側端は卵管子宮口で②子宮腔に開口する.

① らんかんふくくうこう/② しきゅうくう　　○

●3 卵管の卵管采の一部は卵巣に付着している.

③ 卵管は子宮広間膜内の上縁を外側に走り, 外側は①漏斗状になり腹腔に開く (卵管腹腔口). 漏斗状の外周縁には房が多数放射状に突出している (②卵管采). このうちの一部は卵巣に付着している. 排卵時には卵管采は卵巣を包むように働く.

① ろうとじょう/② らんかんさい　　○

2.2 卵　管

● 4　卵管の子宮側1/3を卵管膨大部という．

④ 卵管の子宮側1/3は細く卵管峡部といい，卵巣側1/3はやや太く卵管膨大部をなし，外側端は卵管漏斗をつくる．受精は，ふつう卵管膨大部で起こる．

×

● 5　卵管は外子宮口に開口する．

⑤ 卵管は卵子を子宮に送る管で，卵管の内側端は子宮の①外側角から壁を貫き（子宮部），子宮腔の上外側角に開口（卵管子宮口）する．外子宮口は②子宮頸管の下端が腟に開く部分をいう．

① がいそくかく/② しきゅうけいかん

×

2.3 子　宮

● 1　子宮は膀胱と直腸との間にある．

① 子宮は①小骨盤腔で，膀胱の後ろ，直腸の前に位置する．正常では②前傾前屈位にある．

① しょうこつばんくう/② ぜんけいぜんくつい

○

● 2　子宮円索は子宮の固定装置で，鼠径管を通る．

② ①子宮円索は結合組織性靱帯で，子宮体部の上部から左右に出て鼠径管を通り，外陰部の皮下に付く．子宮の固定装置で，②子宮後屈が起こらないように働いている．

① しきゅうえんさく/② しきゅうこうくつ

○

● 3　子宮の下方を子宮底という．

③ 子宮は逆二等辺三角形の中空性器官で，子宮の上約2/3を子宮体（内腔を①子宮体腔），下約1/3が子宮頸（内腔を②子宮頸管）である．上方の底辺部を子宮底，子宮体から頸へ移行する短いややくびれた部分を子宮峡部（内腔を子宮峡管）という．

① しきゅうたいくう/② しきゅうけいかん

×

2.3 子宮

	問 題	解説と解答
●4	子宮外膜には機能層と基底層とがある．	④ 子宮壁は粘膜，筋層，漿膜の3層で構成される．子宮の粘膜を子宮内膜といい，浅い機能層（月経時に①剥離）と深い②基底層とからなる．子宮外膜は子宮の外周を包む漿膜で，腹膜の一部である．真ん中の筋層は非常に厚い平滑筋層で血管に富む．
	① はくり/② きていそう	×
●5	子宮筋は横紋筋で構成される．	⑤ 子宮筋は平滑筋で，非常に厚い．筋層は①内縦層，②中輪層（血管が豊富），外縦層を区別するが，筋線維は互いにまじり合っている．
	① ないじゅうそう/② ちゅうりんそう	×
●6	性周期には卵巣周期と月経周期とがある．	⑥ 成熟した女性の卵巣と子宮には約28日を1周期とする変化があり，性周期という．それぞれ卵巣周期（排卵からつぎの排卵までの周期），月経周期（子宮内膜周期）という．月経周期は卵巣周期に対応した子宮内膜の変化で，増殖期（卵胞ホルモンの作用で子宮内膜の増殖・再生），分泌期（排卵後の黄体ホルモンの作用で子宮内膜の機能層の肥厚・充血，受精卵の着床準備），月経期（黄体ホルモンの減少で子宮内膜の機能層の剥離脱落）とがある．
		○

第10章　内分泌系

問　題　　　解説と解答

1. 内分泌系概説

●1　ステロイド型のホルモンは卵巣からも分泌される．

① ホルモンは，化学構造によりポリペプチド型，ステロイド型，アミン型の3種類に分類される．ステロイド型ホルモンはコレステロールから合成され，①副腎皮質，②精巣，卵巣から分泌される．

① ふくじんひしつ/② せいそう

○

●2　パラソルモンとカルシトニンは血中カルシウム濃度に対して協同的に作用する．

② 血中のカルシウム濃度に対してはパラソルモンとカルシトニン，血糖値にはインスリンとグルカゴンがそれぞれ①拮抗的に作用する．協同作用があるのは，②卵胞刺激ホルモンと黄体形成ホルモン，性腺刺激ホルモンとプロラクチンなどの関係である．

① きっこうてき/② らんぽうしげきホルモン

×

●3　ホルモンの分泌に自律神経の影響を受ける器官として膵臓，副腎がある．

③ 膵臓のホルモンであるインスリン，グルカゴンの分泌は，ランゲルハンス島に分布する副交感神経（迷走神経）の影響を受ける．①副腎髄質から分泌されるカテコールアミンは②交感神経の支配を受ける．

① ふくじんずいしつ/② こうかんしんけい

○

2. 下垂体

2.1 位置, 構造

● 1 下垂体はトルコ鞍に存在する.

① 下垂体は間脳の視床下部の漏斗の下に付着する. ①小指頭大（約 1 cm³）, 重さ約 0.6 g の小さな器官であり, 蝶形骨の②トルコ鞍の中に位置する. 前方に腺性下垂体（前葉, 隆起部, 中間部）, 後方に神経性下垂体（後葉）がある.

① しょうしとうだい/② トルコあん

● 2 下垂体前葉を腺性下垂体という.

② 下垂体前葉は腺細胞の集まりで腺性下垂体といい, 発生学的に口咽頭上壁より生じるラトケ嚢に由来する. 前葉の腺細胞は染色性により①色素嫌性細胞（主細胞, γ細胞）, ②酸好性細胞（α細胞）, 塩基好性細胞（β細胞）の3種に分類される.

① しきそけんせいさいぼう/② さんこうせいさいぼう

● 3 視床下部ホルモンは下垂体門脈に入り, 前葉に達する.

③ ①視床下部の神経細胞で分泌される視床下部ホルモンは, ②下垂体門脈を経て前葉に達し, 分泌細胞を刺激してホルモンの分泌を調節する.

① ししょうかぶ/② かすいたいもんみゃく

● 4 下垂体後葉は外胚葉性である.

④ 下垂体後葉は発生学的に外胚葉に由来し, 視床下部の①視索上核および②室傍核からの神経線維の終末と③神経膠細胞からなる.

① しさくじょうかく/② しつぼうかく/③ しんけいこうさいぼう

● 5 下垂体後葉を神経下垂体という.

⑤ ①下垂体後葉は神経下垂体（神経葉）ともいう. 視床下部の室傍核や視索上核の神経細胞で産生された後葉ホルモンは, ②軸索を通って後葉に分泌され, 血中に入る.

① かすいたいこうよう/② じくさく

2.2 下垂体のホルモン

1 下垂体前葉ホルモン

● 1 下垂体前葉からプロラクチンとバゾプレッシンが分泌される．

① 下垂体前葉からは①成長ホルモン（ソマトトロピン），甲状腺刺激ホルモン，副腎皮質刺激ホルモン，②性腺刺激ホルモン（卵胞刺激ホルモン♀－精子形成ホルモン♂，黄体形成ホルモン♀－間質細胞刺激ホルモン♂），プロラクチンが，後葉からは抗利尿ホルモン（バゾプレッシン）とオキシトシンが分泌される．

① せいちょうホルモン/② せいせんしげきホルモン　　×

● 2 プロラクチンは下垂体前葉から分泌し，乳汁分泌を促進する．

② プロラクチンは下垂体前葉の好酸性細胞で産生され，①催乳ホルモン，乳腺刺激ホルモン，LTH，PRLとも呼ばれる．乳腺や黄体に作用して，②乳汁の産生と分泌を促すポリペプチド型のホルモンである．

① さいにゅうホルモン/② にゅうじゅう　　〇

● 3 プロラクチンは乳腺の発育を促進する．

③ 乳腺の①発育は女性ホルモン（卵胞ホルモンと黄体ホルモン）により促進される．プロラクチンは蛋白ホルモンで，女性では妊娠中に発達した乳腺を刺激し，乳汁の分泌と黄体ホルモンの分泌とを促進し，②排卵を抑制する．男性では前立腺の発育を促進する．

① はついく/② はいらん　　×

● 4 成長ホルモンは下垂体前葉から分泌する．

④ 成長ホルモン（GH）は下垂体前葉のα細胞から分泌し，骨の成長を促進する．他に前葉は副腎皮質刺激ホルモン，甲状腺刺激ホルモン，①卵胞刺激ホルモン，②黄体形成ホルモン，プロラクチンを分泌する．

① らんぽうしげきホルモン/② おうたいけいせいホルモン　　〇

第10章 内分泌系

2.2 下垂体のホルモン

● 5 下垂体前葉の機能亢進により，末端肥大症となる．

⑤ 下垂体前葉の機能亢進により，成長ホルモンが①<u>過剰分泌</u>して，巨人症，②<u>末端肥大症</u>を起こす．機能低下で小人症となる．

① かじょうぶんぴつ/② まったんひだいしょう

○

● 6 副腎皮質刺激ホルモンは下垂体前葉から分泌する．

⑥ 副腎皮質刺激ホルモン（ACTH）は下垂体前葉のβ細胞から分泌され，副腎皮質の成長と発育，副腎皮質ホルモンの分泌促進作用とがある．

○

● 7 性腺刺激ホルモンは妊娠すると尿への排泄が増加する．

⑦ 性腺刺激ホルモンには，卵胞刺激ホルモン（卵胞の発育を刺激する）と黄体形成ホルモン（卵胞の成熟と黄体形成とを促進する）とがある．妊娠すると，①<u>胎盤</u>からも性腺刺激ホルモン（②<u>絨毛性性腺刺激ホルモン</u>）が分泌され，尿への排泄量が増加するので妊娠の診断に利用される．

① たいばん/② じゅうもうせいせいせんしげきホルモン

○

2 下垂体後葉と中間部のホルモン

● 1 バゾプレッシンとオキシトシンは下垂体後葉ホルモンである．

① バゾプレッシンは，抗利尿ホルモン（ADH）ともいう．バゾプレッシンは主として視床下部の①<u>視索上核</u>の神経細胞で，オキシトシン（OT）は主として視床下部の②<u>室傍核</u>の神経細胞で産生される．これらのホルモンは軸索を通り下垂体後葉（神経下垂体）に運ばれて，貯蔵，分泌される．

① しさくじょうかく/② しつぼうかく

○

2.2 下垂体のホルモン

● 2 オキシトシンは分娩時に重要なホルモンである．

① じゅにゅうき/② しゃにゅう

② オキシトシンは分娩時に重要で，①授乳期には乳汁の排出（②射乳）を促し，妊娠末期には子宮の平滑筋を収縮させる作用がある．

○

● 3 抗利尿ホルモンは下垂体後葉から分泌し，尿量を調節する．

① えんいにょうさいかん/② しゅうごうかん

③ 抗利尿ホルモン（バゾプレッシン）は視床下部の神経細胞で生成され，軸索を伝わって下垂体後葉から分泌される．腎臓の①遠位尿細管と②集合管で水分の再吸収を促進し，尿量を減らす．

○

● 4 抗利尿ホルモンの分泌が増加すると尿崩症になる．

④ 抗利尿ホルモンの分泌が減少すると腎臓の遠位尿細管と集合管での再吸収が障害され，希薄な尿が多量に出る（尿崩症）．分泌が増加すると水の再吸収が促進され，濃縮した尿の排泄が少量となる．また細動脈を収縮させる作用もあるので，血圧は上昇する．

×

● 5 下垂体の中間部からメラニン細胞刺激ホルモンを分泌する．

① メラニンかりゅう/② かくさん

⑤ 下垂体の中間部から下垂体中葉ホルモンとしてメラニン細胞刺激ホルモン（MSH）を分泌する．作用は，メラニン細胞内のメラニン形成を促進し，①メラニン顆粒を細胞質内に②拡散させる．その結果，皮膚などの色が黒くなる．

○

3. 上皮小体

3.1 位置，構造

● 1　上皮小体は甲状腺の前面にある．

① ①上皮小体は副甲状腺，傍甲状腺とも呼ばれる．②米粒大の小腺で，甲状腺の左右両葉の裏側に位置する．ふつう上下2対，計4個ある．上皮小体は上皮小体ホルモン（パラソルモン，パラトルモン，PTHともいう）を分泌する．

① じょうひしょうたい/② べいりゅうだい　　　　×

● 2　上皮小体は甲状腺の被膜に覆われた実質器官である．

② 上皮小体は内腔を欠き，組織が充実した器官（実質器官）である．甲状腺の被膜に覆われ，さらに上皮小体の薄い被膜が直接包んでいる．上皮小体の被膜から小葉間結合組織が出て小葉に分かれ，小葉の実質細胞に主細胞（上皮小体ホルモンを分泌）と酸好性細胞（思春期以後増加）とがある．

○

3.2 上皮小体のホルモン

● 1　パラソルモンとカルシトニンは上皮小体から分泌される．

① パラソルモン（上皮小体ホルモン）は副甲状腺（上皮小体）から分泌し，血中のカルシウム（Ca）濃度を一定に維持する．カルシトニンはサイロカルシトニンとも呼ばれ，血中 Ca 濃度を低下させるホルモンで，甲状腺の①濾胞傍細胞（②傍小胞細胞）から分泌される．それぞれ③拮抗的に作用する．

① ろほうぼうさいぼう/② ぼうしょうほうさいぼう/③ きっこうてき　　×

問　題	解説と解答

3.2　上皮小体のホルモン

● 2　血中のカルシウム（Ca）濃度が低下すると，上皮小体ホルモンの分泌が増加する．

② 血中の Ca 濃度が低下すると，上皮小体ホルモンの分泌が増加する．結果として，骨の Ca を血中に遊離し，腸の Ca 吸収，尿細管の Ca 再吸収を促進し，血中の Ca 濃度を増す．

● 3　パラソルモンの低下でテタニーが起こる．

③ パラソルモンは上皮小体ホルモンと同義．作用は，①細胞外液のカルシウム（Ca）濃度の一定保持である．分泌不足により血中の Ca 濃度が減少し，筋の興奮性は高まり，全身に②痙攣を起こさせる．これがテタニーである．分泌過剰は骨の Ca を血中に動員し，骨は折れやすくなる．

① さいぼうがいえき/② けいれん

4.　甲 状 腺

4.1　位置，構造

● 1　甲状腺は喉頭の前下部に位置する．

① 甲状腺は甲状軟骨（喉頭隆起）の少し下で，気管上端部の前面を馬蹄形に囲む，①赤褐色の扁平な器官で，右葉，左葉，峡部とからなる．右葉と左葉は，甲状軟骨の側面に接して縦に伸び，喉頭隆起の下端で両葉をつなぐのが②峡部である．甲状腺は線維性の被膜に包まれ，前方は③舌骨下筋群で覆われる．

① せきかっしょく/② きょうぶ/③ ぜっこつかきんぐん

第10章　内分泌系

| 問　題 | 解説と解答 |

4　甲状腺

4.1　位置，構造

●2　甲状腺の濾胞を取り巻く濾胞傍細胞が甲状腺ホルモンを分泌する．

② 甲状腺の被膜から線維性結合組織が内部に入り，多数の①小葉に分かれる．小葉は単層上皮細胞（濾胞細胞）で囲んだ濾胞（小胞）とその周囲の結合組織とからなる．濾胞細胞は甲状腺ホルモン（サイロキシン）の分泌細胞で，周囲の結合組織にある②濾胞傍細胞はカルシトニンの分泌細胞である．

① しょうよう/② ろほうぼうさいぼう　　×

4.2　甲状腺のホルモン

●1　甲状腺ホルモンは視床下部放出ホルモンによって分泌が促進する．

① 視床下部ホルモンの放出ホルモンが前葉に達し，甲状腺刺激ホルモンを分泌させ，甲状腺ホルモンの分泌を促進する．

○

●2　甲状腺ホルモンはヨードを含むアミノ酸である．

② 甲状腺ホルモンにはサイロキシン（チロキシン）とトリヨードサイロニン（トリヨードチロニン）とがあり，ともにヨードを含むヨウ化アミノ酸である．濾胞内のコロイド中にはサイログロブリン（チログロブリン）として存在する．

○

●3　サイロキシンに蛋白合成と蛋白分解の作用がある．

③ サイロキシンには，基礎代謝率の上昇（末梢組織で酸素消費量を増加させる），物質代謝の促進（生理的濃度では蛋白質の合成を促進，濃度が高いと①糖質，②脂肪，③蛋白質の分解と消費を促進する），成長期の発育と成熟の促進（骨，中枢神経系などの発育と成熟を促進する），の作用がある．

① とうしつ/② しぼう/③ たんぱくしつ　　○

4.2 甲状腺のホルモン

● 4 サイロキシンの過剰分泌で基礎代謝が上昇する.

④ サイロキシンは細胞の①<u>酵素活性</u>を高め細胞の酸化を促進するため，代謝を亢進させる作用がある．通常，適量の分泌で全身の代謝を一定に維持している．分泌が②<u>亢進</u>されると③<u>基礎代謝量</u>は増加し，体温上昇，④<u>脈拍</u>の増加がある.

① こうそかっせい/② こうしん/③ きそたいしゃりょう/④ みゃくはく　　○

● 5 甲状腺の機能低下があると基礎代謝は増加する.

⑤ 成長期に甲状腺の機能低下（サイロキシンの減少）があると，神経系の発育障害，身体発育の阻害，①<u>知能低下</u>などが起こる（クレチン病）．成人の機能低下では，基礎代謝の低下，熱産生の低下，精神活動の低下，四肢と顔面の皮下の粘液性水分の貯留が起こる（②<u>粘液水腫</u>）．

① ちのうていか/② ねんえきすいしゅ　　×

● 6 甲状腺機能亢進の疾患としてバセドウ病がある.

⑥ 甲状腺の機能亢進で神経過敏，①<u>心悸亢進</u>，多汗，疲労感などが起こる．バセドウ病は②<u>機能亢進</u>の病気で，甲状腺の肥大，眼球突出，③<u>頻脈</u>，基礎代謝の増大がある.

① しんきこうしん/② きのうこうしん/③ ひんみゃく　　○

● 7 甲状腺の濾胞に分泌されるホルモンはカルシトニンである.

⑦ 甲状腺の濾胞周囲の濾胞細胞からはサイロキシンが濾胞腔に分泌される．濾胞間の結合組織にある傍濾胞細胞（濾胞傍細胞，傍小胞細胞，C 細胞）からはカルシトニンが分泌される.

×

4.2 甲状腺のホルモン

● 8 甲状腺からカルシトニンが分泌される．

⑧ カルシトニンは甲状腺の傍濾胞細胞で産生・分泌される．血中のCaとリン酸塩の濃度を低下させる作用がある．パラソルモン（上皮小体ホルモン）とは拮抗的に作用する．

○

● 9 カルシトニンの作用は骨形成の促進である．

⑨ カルシトニンは，骨から血中へのCaイオン遊離を抑制して，骨の形成を促進する．また腎臓の尿細管からCaイオンの放出を促進するので，血中のCaイオン濃度を低下させる．

○

5. 副　腎

5.1 位置，構造

● 1 副腎は腎臓の上端に接して存在する．

① 副腎（腎上体）は左右の腎臓の上端に帽子のように接して位置し，右は三角形，左は半月形の1対の内分泌腺である．副腎と腎臓は共通の脂肪被膜に包まれる．脂肪被膜のなかでは，それぞれ固有の線維性の被膜（線維被膜）によって直接包まれている．

○

● 2 副腎髄質は外胚葉に由来する．

② ①外胚葉から神経管ができるとき，②神経堤の細胞（交感神経の原基）が移動して副腎の髄質を作る．副腎皮質は中胚葉に由来する．

① がいはいよう/② しんけいてい

○

第10章 内分泌系

| 問　題 | 解説と解答 |

5.1 位置，構造

● 3　副腎は皮質と髄質とからなる．

③ 副腎は機能の異なる皮質と髄質とからなる．皮質は，外層から①球状帯（球状層，顆粒層），②束状帯（束状層），③網状帯（網状層）とよぶ3層構造からなる．ステロイドホルモンを分泌する．髄質は，クロム親和性細胞（髄質細胞）と交感神経節細胞からなる．髄質細胞はカテコールアミンと総称されるアドレナリン，ノルアドレナリンを分泌する．

① きゅうじょうたい/② そくじょうたい/③ もうじょうたい　　○

5.2 副腎のホルモン

1 副腎皮質ホルモン

● 1　副腎皮質から3種類のコルチコイドが分泌される．

① 皮質から分泌されるコルチコイド（副腎皮質のステロイドホルモンの総称）は，作用により3種に大別され，球状帯から電解質コルチコイド，束状帯から糖質コルチコイド，網状帯から男性ホルモン（副腎アンドロゲン）が分泌される．

○

● 2　糖質コルチコイドの主なものにアルドステロンがある．

② 皮質からは3種類のステロイドホルモンが分泌される．電解質コルチコイド（アルドステロン，デオキシコルチコステロン：主たるものはアルドステロンである），糖質コルチコイド（コルチゾル，コーチゾン，コルチコステロン：コルチゾルは90％を占める），副腎アンドロゲン（主なものはデヒドロエピアンドロステロン）の3種である．

×

5.2 副腎のホルモン

●3 アルドステロンは体液の無機イオン濃度を調節する．

③ 副腎皮質の球状帯から分泌されるホルモンで，ナトリウム（Na）イオンを体内に保持し，カリウム（K）イオンの排泄を促進する作用がある．分泌の減少で食塩と水の①排泄増加，細胞外液の減少，血液量の減少も起こる．結果として血圧，②心拍出量の低下が起こる．

① はいせつぞうか／② しんはくしゅつりょう　　○

●4 アルドステロンは尿細管からのナトリウム（Na）の再吸収を促進する．

④ アルドステロン（電解質コルチコイド）は尿細管に作用し，ナトリウム（Na）イオンの再吸収とカリウム（K）イオンの排泄を促進する．Naを①貯留するとともに水分が再吸収され，②細胞外液の貯留を増加させる．

① ちょりゅう／② さいぼうがいえき　　○

●5 糖質コルチコイドは副腎皮質刺激ホルモン（ACTH）の影響を受けない．

⑤ 副腎皮質ホルモンの中で糖質コルチコイドの分泌はACTHにより促進される．糖質コルチコイドにはコルチゾル，コーチゾンとコルチコステロンとがある．アミノ酸を糖質に変換する①糖新生の促進，四肢の脂肪を分解し糖質に変換，顔面や体幹に脂肪として蓄積，②抗炎症などの作用がある．

① とうしんせい／② こうえんしょう　　×

●6 糖質コルチコイドの過剰でクッシング症候群が生じる．

⑥ 糖質コルチコイドの過剰により，①満月様顔貌，肥満，高血糖，高血圧（血圧上昇），多毛，②骨粗鬆症などを起こす．クッシング症候群という．

① まんげつようがんぼう／② こつそしょうしょう　　○

第10章 内分泌系

問　題	解説と解答

5.2 副腎のホルモン

●7　副腎皮質の機能不全はアジソン病をきたす．

⑦　副腎皮質の機能不全により，アジソン病が起こる．全身の①衰弱，筋肉の無力，低血圧，低血糖，無気力，皮膚の異常色素（②メラニン色素）沈着などの症状がもたらされる．

① すいじゃく/② メラニンしきそ　　〇

2　副腎髄質ホルモン

●1　副腎髄質からアドレナリンとノルアドレナリンが分泌する．

①　副腎髄質から分泌するホルモンは，アドレナリン（エピネフリン）とノルアドレナリン（ノルエピネフリン）である．

〇

●2　副腎髄質の作用は交感神経系の作用とほぼ同じである．

②　髄質細胞は突起（①軸索）を出さないが，交感神経節細胞のようにアドレナリンとノルアドレナリンを分泌する．ノルアドレナリン，アドレナリンは交感神経の②節後線維と効果器との間（シナプス）に放出される神経伝達物質であるので，副腎髄質の作用は交感神経系の作用とほぼ同じである．

① じくさく/② せつごせんい　　〇

●3　アドレナリン，ノルアドレナリンはカテコールアミンである．

③　カテコールアミンとは，カテコール基とアミノ基があるものの総称である．ノルアドレナリン（ノルエピネフリン），アドレナリン（エピネフリン），ドーパミンなどで，アミノ酸のチロシンが①水酸化された②生理活性物質である．

① すいさんか/② せいりかっせいぶっしつ　　〇

5.2 副腎のホルモン

● 4　アドレナリンは末梢血管に強く作用し，血圧上昇作用が強い．

④ アドレナリンは心筋の収縮力を増し，心拍出量と心拍数を増加させる．腎臓や皮膚などの小動脈は収縮するが，骨格筋の動脈と冠状動脈には作用しないので①<u>血圧</u>の上昇作用は弱い．ノルアドレナリンは全身の末梢血管を収縮させるため末梢血管の②<u>循環抵抗</u>が増加するので，最大血圧，最小血圧の上昇作用が著しく強い．

① けつあつ/② じゅんかんていこう

×

● 5　アドレナリンは血糖値を上昇させる．

⑤ アドレナリンは肝臓や筋肉のグリコゲンに作用して，グリコゲンの分解を促進し，血糖値を上昇させる．

○

● 6　ノルアドレナリンは消化管の平滑筋の運動を抑制する．

⑥ アドレナリンは，消化管・気管支の平滑筋の運動抑制と瞳孔散大筋の収縮作用が強い．ノルアドレナリンは骨格筋と内臓の血管を収縮させる．また，アドレナリンとノルアドレナリンはともに皮膚と粘膜の血管，子宮筋を収縮させる作用がある．

×

● 7　交感神経の活動が亢進したときにアドレナリンの分泌は増加する．

⑦ ストレスなど，生体が緊急事態のときに交感神経の活動が亢進して，副腎髄質からのアドレナリンの分泌が急激に増加し，全身的な作用を強く引き起こす（緊急反応）．これがキャノンの緊急反応説である．

○

5.2 副腎のホルモン

● 8 アドレナリンは副腎髄質よりも交感神経系の末梢の方で多く作られる．

⑧ アドレナリンとノルアドレナリンは副腎髄質と交感神経系の末梢とで作られる．分泌量を比較すると，交感神経系の末梢からはノルアドレナリンの分泌量が多く，副腎髄質からはアドレナリンの分泌量が4倍以上多い．副腎髄質を摘出すると，アドレナリンが著しく減少する（生体が緊急事態に直面しても緊急反応しなくなる）．

×

● 9 全身的な緊急事態の作用に消化管の運動の抑制もある．

⑨ 生体が緊急事態に直面すると副腎髄質からアドレナリンが分泌され，心臓の拍出量の増加と心拍動の強化，筋肉と内臓の血管を拡張，気管支筋緊張を強く抑制，瞳孔散大筋を強く収縮，腸運動を抑制，糖代謝亢進で血糖上昇，基礎代謝の上昇，血液好酸球の減少，精神状態の不安と興奮など（緊急反応）が起こる．

○

6. 膵　臓

6.1 位置，構造

● 1 ランゲルハンス島の分泌物は膵管に入る．

① ランゲルハンス島（膵島）は膵臓にある約100 μm の①卵形をした細胞の集合体で，膵臓内に約100万個ある．膵臓の左半分，特に②膵尾に多い．内分泌腺で，分泌物は血液，組織液に吸収される．

① たまごがた/② すいび

×

第10章 内分泌系

| 問題 | 解説と解答 |

10 6.1 位置，構造

6 ● 2 ランゲルハンス島には α，β，δ 細胞がある．

膵臓

② ランゲルハンス島には β（B）細胞（インスリンを分泌）が約75％，α（A）細胞（グルカゴンを分泌）が約20％，δ（D）細胞（ソマトスタチンを分泌）が約5％ある．血糖が上昇すればインスリン，低下すればグルカゴンを分泌する．ソマトスタチンは α 細胞と β 細胞に作用し，インスリンとグルカゴンの分泌を抑制する．

○

6.2 膵臓のホルモン

● 1 膵島の β 細胞からインスリンを分泌し，血糖値を下げる．

① インスリンは①膵島（ランゲルハンス島）の β 細胞から分泌し，体内における糖，蛋白質，脂肪の②同化作用を促進し血糖値を下げる．

① すいとう/② どうか

○

● 2 グルカゴンとインスリンとは血糖調節に反対の作用がある．

② グルカゴンは，肝臓のグリコゲンの分解，脂肪の分解を促進するため，血糖値を上昇させる．グルカゴンは血糖の動きに対してはインスリンと正反対の作用を示す．グルカゴンは肝臓から末梢にブドウ糖を送り，末梢ではインスリンがブドウ糖を細胞内に取り込む作用がある．インスリンとグルカゴンは生理的作用として協調的に働いている．

○

● 3 グルカゴンは肝臓から分泌され，血糖を高める．

③ グルカゴンはランゲルハンス島の α 細胞から分泌され，肝臓でグリコゲンを分解し，アミノ酸からの糖新生を促し，血糖値を上昇させる．グリコゲンに対し，肝臓では分解を促進するが，筋肉では分解を促進する作用はない．

×

7. 性ホルモン

7.1 精巣ホルモン

● 1 テストステロンは精巣のセルトリ細胞が産生する．

① 男性化作用のあるホルモンをアンドロゲン（男性ホルモン）という．アンドロゲンは，精巣，副腎皮質，卵巣（少量）から分泌される．精巣からの主な男性ホルモンはテストステロンである．テストステロンは，精巣の①<u>間細胞</u>（ライディッヒ細胞，間質細胞）が産生・分泌する．間細胞は②<u>曲精細管</u>の間を埋める疎性結合組織の中にあり，毛細血管の周囲に群がっている．セルトリ細胞は精細管の壁にあって，精細管の支持と栄養を行う．

① かんさいぼう/② きょくせいさいかん ×

● 2 テストステロンは男子の第二次性徴に働く．

② 精巣から分泌されるステロイドホルモンであるテストステロンには，精子形成の促進，前立腺と①<u>精嚢</u>の発育の促進・機能維持，男性の②<u>第二次性徴</u>の発現（外生殖器の発育，体毛の成長，甲状軟骨の突出，声変わり），筋肉と骨基質の蛋白合成の促進，性欲の亢進などの作用がある．

① せいのう/② だいにじせいちょう ○

7.2 卵巣ホルモン

● 1 エストロゲンは卵巣の黄体から分泌する．

① 卵巣は卵巣間膜に包まれ，皮質（比較的密な結合組織の中に種々の発育段階の卵細胞，黄体，白体がある）と髄質（疎な結合組織に卵巣門からくる血管，リンパ管，神経などがある）とからなる．女性ホルモンは卵巣の皮質にある卵胞と黄体で合成，分泌される．卵胞から卵胞ホルモン（エストロゲン），黄体から黄体ホルモン（プロゲステロン）が分泌される．

×

第10章 内分泌系

7.2 卵巣ホルモン

●2 黄体は排卵前の成熟卵胞のことである．

② 卵母細胞を包む卵胞上皮からなる原始卵胞が胞状卵胞となる．胞状卵胞は成熟して成熟卵胞（グラーフ細胞）となり，卵胞が破れて卵巣から卵は腹腔内に出る（排卵）．排卵後の卵胞腔は出血して赤い（赤体）が，すぐに黄色の色素のあるルテイン細胞で満たされる（黄体）．卵子が受精して子宮内膜に着床すると黄体は大きくなり妊娠黄体となる．受精しないと黄体は結合組織で満たされ，白体となる．

×

●3 女性の第二次性徴に関与するホルモンはエストロゲンである．

③ 女性の第二次性徴（乳腺の発達，皮下脂肪の沈着）の発現は，卵胞ホルモン（エストロゲン）の作用である．

○

●4 プロゲステロンは基礎体温を低下させる．

④ 黄体ホルモン（プロゲステロン）は，①体温調節中枢に作用して基礎代謝を亢進し，②基礎体温を上昇させる．

① たいおんちょうせつちゅうすう／② きそたいおん

×

●5 プロゲステロンには排卵抑制作用がある．

⑤ プロゲステロンは黄体ホルモンで，黄体から分泌し，①排卵抑制作用，②妊娠維持，乳腺発育の促進などの作用がある．

① はいらんよくせい／② にんしんいじ

○

●6 黄体ホルモンは排卵誘発作用を促進する．

⑥ ①排卵誘発は下垂体前葉の黄体形成ホルモン（LH）で起こる．黄体ホルモンは黄体から分泌し，受精卵の②着床を促進し，妊娠を維持し，排卵を抑制する作用がある．

① はいらんゆうはつ／② ちゃくしょう

×

8. 松果体

1 松果体は内分泌腺で,中脳にある.

① 松果体は間脳の後上方の壁から突出した松かさ状の8 mmほどの小器官で,表面は軟膜に包まれている.実質は①松果体細胞と②神経膠細胞とからなり,神経細胞はない.松果体細胞から松果体ホルモン(メラトニン)が分泌され,体内(生物)時計の制御に働いている.

① しょうかたいさいぼう/② しんけいこうさいぼう ×

2 成人の松果体には脳砂がある.

② 松果体細胞は成人では退化して,炭酸カルシウム,リン酸カルシウムなどの①石灰が沈着して脳砂ができる.X線写真で,②脳砂の頭蓋腔内での位置の移動から,脳内出血,腫瘍などの判定に利用される.

① せっかい/② のうさ ○

第11章 神経系

| 問 題 | 解説と解答 |

1. 神経系概説

1.1 神経系の分類

●1 中枢神経系は脳神経と脊髄神経とを合わせていう．

① 中枢神経系は脳と脊髄とからなる．脳は頭蓋腔内にあって①終脳（大脳半球と嗅脳），②間脳，③中脳，小脳，橋，延髄に分かれ，脊髄は脊柱管内で頸髄，胸髄，腰髄，仙髄，尾髄からなる．脳神経と脊髄神経は末梢神経で，それぞれ脳と脊髄とから起こる．

① しゅうのう/② かんのう/③ ちゅうのう   ×

●2 脊髄は中枢神経で，脊髄神経は末梢神経である．

② 脊髄は脳とともに中枢神経系で，内部の①灰白質とその周囲の②白質とからなる．脊髄神経は脊髄から出る31対の末梢神経で，8対の頸神経（C1〜C8），12対の胸神経（Th1〜Th12），5対の腰神経（L1〜L5），5対の仙骨神経（S1〜S5），1対の尾骨神経（Co1）からなる．

① かいはくしつ/② はくしつ   ○

1.2 髄膜（硬膜，クモ膜，軟膜）

1 髄膜は結合組織の膜で3枚からなる．

① ①髄膜は脳と脊髄を包む結合組織の膜で，②硬膜，クモ膜，③軟膜の3枚からなる．硬膜は最外層にあり，最も厚く強靭な結合組織の膜で，脳を包む脳硬膜と脊髄を包む脊髄硬膜とからなる．クモ膜は硬膜の下側にある軟らかい薄い膜で，血管を欠く．軟膜は脳と脊髄の表面に密着している．クモ膜と異なり脳の溝の中にも入り込んでいる．

① ずいまく/② こうまく/③ なんまく　　○

2 クモ膜小柱は硬膜下腔にある．

② クモ膜と軟膜との間をクモの巣状に①細糸を出して結合する線維が②クモ膜小柱である．軟膜とクモ膜との間をクモ膜下腔といい，③脳脊髄液（髄液）で満たされている．硬膜下腔は硬膜とクモ膜との間の非常に狭い隙間で，少量のリンパ液がある．

① さいし/② クモまくしょうちゅう/③ のうせきずいえき　　×

3 脳硬膜とクモ膜との間に硬膜静脈洞と呼ばれる静脈がある．

③ 脳硬膜は，頭蓋骨の内面の骨膜である①外葉と脳の最外層を包む膜である②内葉との2葉からなる．脳では，硬膜の内葉と外葉は大部分で合して1枚である．2葉が合わさらない部分の上皮には内皮細胞があって，特殊な静脈を形成する．この硬膜の中にある腔を③硬膜静脈洞という．

① がいよう/② ないよう/③ こうまくじょうみゃくどう　　×

2. ニューロン

2.1 ニューロンとその働き

● 1 運動単位とは，1個の運動ニューロンとその支配する筋線維群をいう．

① 1個の運動神経細胞の①軸索は多数の枝に分かれ，骨格筋線維を支配する．1個の運動ニューロン（運動神経細胞）とそれが支配する筋線維群をまとめて②運動単位という．

① じくさく/② うんどうたんい ○

● 2 神経細胞に知覚性と運動性のニューロンがある．

② 神経細胞には，受容器から興奮を中枢に伝える感覚性（①知覚性，②求心性，③上行性ともいう）神経細胞と，興奮を中枢から末梢の効果器に伝達する運動性（④遠心性，⑤下行性ともいう）神経細胞とがある．

① ちかくせい/② きゅうしんせい/③ じょうこうせい/④ えんしんせい/⑤ かこうせい ○

● 3 中枢の刺激を筋，腺に伝える神経を求心性神経という．

③ 神経線維の束が神経である．刺激を中枢から末梢に伝える神経は遠心性（運動性，下行性）神経である．

×

2.2 興奮と伝導

● 1 Aα 神経線維より C 神経線維のほうが伝導速度が速い．

① 神経線維は①伝導速度の速い順に A，B，C の神経線維に分ける．A 線維をさらに伝導速度の速い順に α，β，②γ，③δ の線維に分ける．

① でんどうそくど/② ガンマ/③ デルタ ×

● 2 有髄神経線維では跳躍伝導が行われる．

② ①有髄神経の軸索は電気的抵抗の高い髄鞘に包まれており，局所電流は髄鞘のないランビエ②絞輪からランビエ絞輪へ③跳躍伝導をする．

① ゆうずいしんけい/② こうりん/③ ちょうやくでんどう ○

第11章 神経系

2.2 興奮と伝導

3 温度が上昇すると神経線維の伝導速度は低下する．

③ 伝導速度の範囲は1 m/秒（細い無髄線維）から約100 m/秒（太い有髄線維）の間で，温度が高いと神経線維の①伝導速度は速くなる．神経線維の直径が大きいほど，また②髄鞘が厚く長いほど伝導速度は速い．

① でんどうそくど/② ずいしょう

×

2.3 シナプス伝達（興奮伝達物質）

1 自律神経のすべての節前ニューロンはコリン作動性神経線維である．

① 自律神経（交感神経と副交感神経）の①節前神経線維の終末は，アセチルコリンを放出するので，②コリン作動性神経という．

① せつぜんしんけいせんい/② コリンさどうせいしんけい

○

2 交感神経の節後線維からノルアドレナリンが放出される．

② ①交感神経の節後線維の末端からは②刺激伝達物質のアドレナリンとノルアドレナリンが放出される（汗腺などを除く）．ノルアドレナリン，アドレナリンの③放出ニューロンをアドレナリン作動性ニューロンと呼ぶ．

① こうかんしんけいのせつごせんい/② しげきでんたつぶっしつ/③ ほうしゅつニューロン

○

3 副交感神経の節後線維からアセチルコリンが放出される．

③ ①副交感神経の節前線維と②節後線維の末端からはアセチルコリンが放出される．放出ニューロンをコリン作動性ニューロンと呼ぶ．

① ふくこうかんしんけいのせつぜんせんい/② せつごせんい

○

3. 神経線維

● 1 跳躍伝導は有髄神経線維で起こる．

① 興奮は細胞膜で脱分極して伝導するが，有髄線維の髄鞘には①絶縁性があるので，ランビエ絞輪の部分だけで②脱分極して，つぎの絞輪へジャンプして伝導（跳躍伝導）していく．

① ぜつえんせい/② だつぶんきょく ○

● 2 無髄神経線維の興奮の伝導速度は有髄神経線維より速い．

② ①無髄神経線維は髄鞘をもたない．したがって，興奮は細胞膜を連続的に伝導するので，有髄神経線維の②跳躍伝導速度と比べ伝導速度が遅い．

① むずいしんけいせんい/② ちょうやくでんどうそくど ×

● 3 α運動ニューロンは錘内筋線維を支配する．

③ ①筋紡錘（錘内筋線維）の支配はγ運動ニューロンで，筋紡錘の感度を調節する．α運動ニューロンは普通の筋線維（②錘外筋線維）を支配する．

① きんぼうすい/② すいがいきんせんい ×

4. 脳

4.1 脳の皮質（灰白質），髄質（白質）

● 1 中枢神経内で神経細胞体の集まった部分を白質という．

① 中枢神経系内で①有髄神経線維や②無髄神経線維の集まりを白質，③神経細胞体の集まりを灰白質という．白質は大脳半球や小脳半球の内部（大脳髄質，小脳髄質），脊髄の周辺部位（前索，側索，後索）にある．

① ゆうずいしんけいせんい/② むずいしんけいせんい/③ しんけいさいぼうたい ×

第11章 神経系

| 問 題 | 解説と解答 |

4.1 脳の皮質（灰白質），髄質（白質）

● 2　脊髄の灰白質は中心管の周囲をH字形に取り巻いている．

② 脊髄は中心に中心管と呼ばれる管腔がある．中心管の周囲をH字形に灰白質（神経細胞の集団）が取り巻いている．灰白質の周囲をさらに白質（神経線維の集まり）が取り巻く．

○

● 3　間脳の中心部は神経線維が走る白質の部位である．

③ 間脳は中心部が灰白質で，その表層に白質が取り巻いている．表層に白質がある部位は，①間脳，②橋，延髄，脊髄である．表層に灰白質がある部位は大脳皮質，小脳皮質，③中脳蓋である．

① かんのう/② きょう/③ ちゅうのうがい

×

4.2 脳幹，神経核と神経節

● 1　小脳と延髄とを合わせて脳幹という．

① 一般に①脳幹は，中脳，橋，②延髄をいう．しかし③大脳核，間脳，中脳，橋，延髄を含む場合，また間脳，中脳，橋，延髄を脳幹と呼ぶ場合があるので注意を要する．

① のうかん/② えんずい/③ だいのうかく

×

● 2　神経節は中枢神経系の白質内にある神経細胞（体）の集団をいう．

② 中枢神経系（脳，脊髄）の白質内にある神経細胞（体）の集団を神経核（①大脳核，②歯状核など）と呼び，末梢神経系にある神経細胞（体）の集団を神経節（脊髄神経節，③三叉神経節など）と呼ぶ．

① だいのうかく/② しじょうかく/③ さんさしんけいせつ

×

4.3 終　脳

1 脳回と脳溝，灰白質と白質

●1 大脳皮質の表面は灰白質からなる．

① 大脳半球は，大脳皮質，大脳髄質および大脳核からなる．大脳皮質は大脳半球の表面にある灰白質で，6層に分けられる．中心前回（運動野）の第5層にある①巨大錐体細胞の軸索は②錐体路（随意運動の線維）として脳幹と脊髄とに至る．

① きょだいすいたいさいぼう/② すいたいろ　　○

●2 大脳髄質は白質で，神経線維の集まりである．

② 大脳髄質は大脳半球の内部に存在する白質で，主に有髄神経線維の集まりである．これらの神経線維は①連合線維（脳，脊髄の同側の諸部位を結ぶ），②交連線維（左右両半球の皮質を結ぶ），③投射線維（大脳皮質と脳幹，脊髄などを結ぶ）がある．

① れんごうせんい/② こうれんせんい/③ とうしゃせんい　　○

●3 脳梁は左右の大脳半球の皮質を連絡する投射線維である．

③ 脳梁は左右の大脳半球の新皮質を連絡する線維で，①交連線維である．左右両側の脳の一定部位を連絡する交連線維には，②脳梁，前交連，後交連，手綱交連などがある．投射線維は中枢部と末梢部とを連絡する線維で，この神経線維の束を伝導路（神経路）といい，上行性と下行性の伝導路がある．

① こうれんせんい/② のうりょう　　×

●4 連合線維には大脳の脳回と脳回とを連絡する弓状線維がある．

④ 連合線維は同側の大脳半球の異なる皮質の部位を連絡する線維で，短い線維として①弓状線維（②脳回と脳回を結ぶ），長い線維として③帯状束（帯状回内を走る線維），④鉤状束，⑤上縦束，下縦束などがある．

① きゅうじょうせんい/② のうかい/③ たいじょうそく/④ こうじょうそく/⑤ じょうじゅうそく　　○

第11章 神経系

4.3 終　脳

2 機能の局在

● 1　運動野は大脳皮質中心溝の後ろの中心後回にある．

① 運動野は大脳皮質中心溝の前の①中心前回にある．骨格筋の随意運動（体性運動）を支配する運動の中枢領域である．体性感覚野は中心溝の後ろの②中心後回にある．体性感覚野は触覚，温覚，痛覚，深部覚を司る感覚の中枢領域である．

① ちゅうしんぜんかい／② ちゅうしんこうかい

×

● 2　前頭葉の中心前回に運動野（領）がある．

② 前頭葉の中心前回に運動野（領）があり，運動野（中心前回）は反対側の半身の随意運動の中枢である．この中心前回には下方から上方に頭部，①上肢，体幹，②下肢の領域が並んでいる．

① じょうし／② かし

○

● 3　体性感覚野（領）は側頭葉の上側頭回にある．

③ ①体性感覚野は②頭頂葉の中心後回にあり，反対側の半身の体性感覚（皮膚感覚，深部感覚）の中枢である．下方から上方に向かって，咽頭，口腔，頭部，上肢，体幹，下肢，膀胱，直腸，生殖器の知覚に対応する領域がある．

① たいせいかんかくや／② とうちょうよう

×

● 4　視覚野は後頭葉内側面の鳥距溝の周囲にある．

④ 視覚野（視覚中枢）は後頭葉の内側面の皮質にある①鳥距溝周囲である．視床の②外側膝状体からの線維（③視放線）は視覚野に達する．

① ちょうきょこう／② がいそくしつじょうたい／③ しほうせん

○

4.3 終　脳

● 5　聴覚野は後頭葉にある．

⑤ 聴覚野（聴覚中枢）は側頭葉外側溝の下内側部の①横側頭回（ヘシュル回）にある．視床の②内側膝状体からの線維（③聴放線）は聴覚野に達する．

① おうそくとうかい／② ないそくしつじょうたい／③ ちょうほうせん　　×

● 6　ブローカ中枢は左側の前頭葉にある．

⑥ ブローカ中枢（①運動性言語中枢）は左大脳半球の前頭葉の②下前頭回の後部（運動野の前下方）に位置し，言葉（単語）を作成することに関与する中枢である．

① うんどうせいげんごちゅうすう／② かぜんとうかい　　○

● 7　ウェルニッケ中枢は左側の側頭葉にある．

⑦ ウェルニッケ中枢（感覚性言語中枢）は左大脳半球の①側頭葉の上後部（②上側頭回後部）に存在し，音を言葉（単語）として理解するための中枢である．

① そくとうよう／② じょうそくとうかい　　○

③ 大　脳　核

● 1　大脳半球の髄質中の灰白質を大脳核と呼ぶ．

① 大脳核は①大脳基底核，②終脳核ともいう．大脳半球の髄質中にある灰白質で，③尾状核，レンズ核（④被殻と⑤淡蒼球とからなる），扁桃体（扁桃核），⑥前障とからなる．尾状核と被殻は，発生学的に一つの灰白質から生じ，構造も似ているので，この両者を合わせて線条体（新線条体）ともいう．

① だいのうきていかく／② しゅうのうかく／③ びじょうかく／④ ひかく／
⑤ たんそうきゅう／⑥ ぜんしょう　　○

第11章 神経系

4.3 終　脳

●2 線条体（新線条体）は骨格筋の緊張を低下させる．

② ①線条体（尾状核，被殻）と淡蒼球は②錐体外路系の一部で，骨格筋に信号を送り，運動を制御する．線条体は筋の緊張を高め，淡蒼球は筋の緊張を低下させる機能がある．③扁桃体は錐体外路系であると同時に，内臓機能や④情動に関係する．

① せんじょうたい/② すいたいがいろけい/③ へんとうたい/④ じょうどう　　×

●3 内包は大脳半球の深部にある灰白質をいう．

③ ①内包は尾状核，レンズ核および視床の間にある投射線維の集まり（白質）で，大脳の水平断で，くの字型をしている．前から後へ②前脚，③膝，④後脚を区別する．

① ないほう/② ぜんきゃく/③ しつ/④ こうきゃく　　×

4.4 間　脳

●1 視床（視床背側部）は感覚性伝導路の中継核である．

① 視床は第3脳室の両壁にある卵円形の①灰白質塊で，感覚性伝導路（②嗅覚を除く）の中継核である．脊髄，脳幹からの感覚性伝導路（嗅覚を除く）は視床でニューロンを代えて，大脳皮質の感覚領に終わる．

① かいはくしつかい/② きゅうかく　　○

●2 視床に聴覚系の中継核である外側膝状体がある．

② 間脳は視床脳と視床下部とからなる．視床脳は①視床上部，視床（②視床背側部），視床腹側部とに分ける．視床（背側部）の腹側後方（視床後部）で外側と内側に独立した隆起がある．外側の隆起が視覚系の中継核の③外側膝状体，内側の隆起が聴覚系の中継核の内側膝状体である．視床背側部の一部に視床後部を含める場合と独立して分類する場合（視床上部・腹側部・背側部・後部）とがある．

① ししょうじょうぶ/② ししょうはいそくぶ/③ がいそくしつじょうたい　　×

4.4 間　脳

● 3　視床に漏斗が伸び，その先端に下垂体が連結する．

③ 視床は，①視床脳または視床背側部をさすので，視床下部を含まない．下垂体の後葉（神経性下垂体，神経葉）は視床ではなく視床下部の腹側部の神経細胞の軸索が伸びてできたもので，下垂体は視床下部の②漏斗でつながっている．前葉は咽頭壁の部分からできる．

① ししょうのう/② ろうと

✕

4.5 中　脳

● 1　中脳蓋の上丘は聴覚，下丘は視覚に関与する．

① ①中脳蓋の背面に上下に左右1対ずつある4個の高まりが四丘体で，②上丘，③下丘に分けられる．上丘は瞳孔反射と眼球の反射運動（動いている物の方向に目を向ける），下丘は突然の音に頭を反らすなどの反射運動と聴覚に関与する中継核である．

① ちゅうのうがい/② じょうきゅう/③ かきゅう

✕

● 2　中脳蓋に錐体外路系の赤核，黒質がある．

② 中脳の水平断では，背側の中脳蓋（①視蓋），中間部位の被蓋，腹側にある大脳脚がみられる．中脳蓋には上丘，下丘，②被蓋には赤核，黒質，動眼神経核，滑車神経核，動眼神経副核，③内側毛帯，④内側縦束，大脳脚には内包からの投射線維（錐体路，両側に皮質橋核路）がある．

① しがい/② ひがい/③ ないそくもうたい/④ ないそくじゅうそく

✕

● 3　中脳には瞳孔の対光反射の中枢がある．

③ 中脳には視覚に関する反射中枢（瞳孔の対光反射中枢，①遠近調節反射中枢，眼球運動中枢，②眼瞼反射，角膜反射），聴覚の反射中枢，姿勢の反射中枢などがある．

① えんきんちょうせつ/② がんけんはんしゃ

◯

第11章 神経系

4.6 延髄

1 延髄の腹側にある錐体の内部には錐体外路が通る．

① 延髄の腹側の前正中裂と①外側溝との間に錐体があり，その内部を②錐体路が通る．錐体路は大脳皮質の運動野から脊髄に下行する運動神経（皮質脊髄路）で，横紋筋の随意運動を支配する．

① がいそくこう/② すいたいろ　　×

2 延髄に食欲中枢がある．

② 延髄には，特に生命維持に大切な中枢がある．呼吸器（呼吸中枢，咳やくしゃみの中枢，発声の中枢），循環器（血管運動中枢，心臓運動中枢），消化器（吸引反射中枢，①咀嚼と②嚥下中枢，③嘔吐中枢，④唾液分泌中枢）などに関する中枢，その他，発汗中枢，⑤涙液分泌中枢などである．食欲中枢は間脳の視床下部にある．

① そしゃく/② えんげ/③ おうと/④ だえき/⑤ るいえき　　×

3 体温調節中枢は延髄にある．

③ 体温調節中枢は体熱の産生と放熱の平衡を保つ中枢で，間脳の視床下部にある．視床下部には①放熱に関与する温熱中枢と②産熱に関与する③寒冷中枢とがある．

① ほうねつ/② さんねつ/③ かんれい　　×

4.7 脳脊髄液

1 第3脳室は側脳室および中脳水道と交通する．

① ①脳室には，側脳室（大脳半球内），第3脳室（間脳内），中脳水道（中脳内），第4脳室（②菱脳内）がある．第3脳室は間脳内にあり，前上部の③室間孔（モンロー孔）で左右の④側脳室（大脳半球内）と交通し，後方は中脳水道（中脳内）と連絡する．

① のうしつ/② りょうのう/③ しつかんこう/④ そくのうしつ　　○

4.7 脳脊髄液

2 第4脳室はクモ膜下腔と交通する．

② 第4脳室は，背側後方にある正中口（マジャンディ孔）と背外側にある左右1対の外側口（ルシュカ孔）によってクモ膜下腔と交通する．

○

3 第4脳室は中脳にある．

③ 第4脳室は①菱脳（橋，延髄，小脳の間）にあり，上方は②中脳水道（中脳内），後方は中心管（脊髄内）に交通する．

① りょうのう/② ちゅうのうすいどう

×

4 脳脊髄液は脳室とクモ膜下腔とを満たしている．

④ ①脳脊髄液は無色透明な水様性であり，比重1.006，pH 7.5，イオン濃度と浸透圧は②血漿に近い．正常人では総量90～150 ml，液圧70～180 mmH$_2$O（側臥位）に保たれている．1日3回ぐらい入れ替わる．脳脊髄液には脳と脊髄の保護，栄養の補給，排泄物の運搬などの役目がある．

① のうせきずいえき/② けっしょう

○

5 脳脊髄液はクモ膜顆粒で分泌し，硬膜静脈洞に入る．

⑤ 脳脊髄液は第4脳室①脈絡叢，第3脳室脈絡叢，側脳室脈絡叢で，1日約500 ml分泌され，脳室とクモ膜下腔を満たす（脳に1/2，脊髄に1/2ずつ存在）．第4脳室②外側口と第4脳室正中口とからクモ膜下腔に出た脳脊髄液は，③クモ膜顆粒（主に上矢状静脈洞にある）を通り硬膜静脈洞内に入る．

① みゃくらくそう/② がいそくこう/③ クモまくかりゅう

×

第11章 神経系

| 問題 | 解説と解答 |

5. 脊　髄

● 1　脊髄は内部の白質とその周囲の灰白質とからなる.

① 脊髄は中心部のH状の灰白質とその周辺の白質とからなる．灰白質は神経細胞の集まりで，①前角，②中間質，③後角に分かれ，胸髄と腰髄上部には側角がある．白質には神経線維が走り，脊髄表面の前正中裂，前外側溝，後外側溝，後正中溝により，④前索，⑤側索，⑥後索に分かれる．

① ぜんかく/② ちゅうかんしつ/③ こうかく/④ ぜんさく/⑤ そくさく/⑥ こうさく　　×

● 2　脊髄前角には運動神経細胞がある.

② 脊髄の前角（前柱）の運動神経細胞にα運動神経細胞（①前角細胞）とγ運動神経細胞がある．α運動神経細胞の線維は前根を通って骨格筋に分布する．γ運動細胞の線維は前根を経て骨格筋の②筋紡錘内線維に分布する．

① ぜんかくさいぼう/② きんぼうすいないせんい　　○

● 3　脊髄の運動神経細胞は後角（柱）にある.

③ 脊髄の後角（後柱）には知覚神経細胞の線維が入り，後角の細胞とシナプスを形成し，上方と下方に興奮を伝達する．

×

● 4　脊髄神経節は感覚性神経細胞体の集団である.

④ 脊髄神経節は脊髄神経の後根にあり，感覚性神経細胞体の集まりで，中枢性突起（①軸索）は後根となり脊髄に入り，末梢性突起（②樹状突起）は脊髄神経となり，皮膚，筋，腱，関節包，内臓に分布する．

① じくさく/② じゅじょうとっき　　○

6. 伝導路

6.1 上行性伝導路

● 1 外側脊髄視床路は痛覚，温覚の伝導路である．

① ①外側脊髄視床路は痛覚，温度覚の伝導路である．感覚ニューロン（有髄のAδ線維，無髄のC線維）は脊髄後角でニューロンを変え，②対側の側索を上行し，視床に達する（外側脊髄視床路）．

① がいそくせきずいししょうろ/② たいそく ○

● 2 前脊髄視床路は識別力のない粗大触圧覚の伝導路である．

② 脊髄視床路は脊髄から視床に投射する線維で，第1ニューロンの細胞体は脊髄神経節にあり，その軸索は後根を通り同側の後角に終わる．後角に始まるニューロンの軸索はその高さで反対側に交叉し，前索を上行して視床に終わる．これが①識別力のない②原始的感覚（軽い触覚）の伝導路で，前脊髄視床路という．

① しきべつりょく/② げんしてきかんかく ○

● 3 識別のある触覚は内側毛帯を上行する．

③ 識別のある触覚（①精細触覚）と意識のある深部触覚（身体の位置，運動，重量などの②固有感覚）とは，同じ経路を通る．後索から同側の後索核に入り，交叉（毛帯交叉）して③内側毛帯を通り対側の視床背側部に入り，大脳皮質の感覚野に終わる．

① せいさいしょっかく/② こゆうかんかく/③ ないそくもうたい ○

6.2 下行性伝導路

● 1 体性運動性線維の下行性伝導路には錐体路と錐体外路とがある．

① 体性運動性線維の下行性伝導路には錐体路と錐体外路，臓性運動性線維の下行性伝導路には自律神経がある．錐体路は骨格筋の随意運動を支配する．錐体外路は無意識の中で，全身の筋の協調運動を円滑に行う．

○

第11章 神経系

6.2 下行性伝導路

● 2 錐体路は骨格筋の随意運動を支配する伝導路である．

② 錐体路は大脳半球の中心前回にある皮質運動野から起こり，①<u>内包</u>，脳幹（中脳，橋，延髄），脊髄を下る．途中，脳幹にある脳神経の運動核に至る神経線維（皮質核路，②<u>皮質延髄路</u>）と脊髄の前角細胞に至る神経線維（皮質脊髄路）とがある．錐体路の線維は反対側の脳神経の運動核と反対側の脊髄の前角細胞とに達し，骨格筋の随意運動を支配する．

① ないほう/② ひしつえんずいろ　　○

● 3 内包の後脚を皮質脊髄路が通過する．

③ 内包はレンズ核，尾状核と視床との間にあり，前脚，膝，後脚とに分かれる．皮質運動領から発した錐体路は，後脚の前2/3を脊髄前角細胞に至る皮質脊髄路が，膝を脳神経運動核に至る皮質核路が通る．後脚の後1/3は体性感覚に関与する①<u>視床皮質路</u>，前脚は②<u>前頭橋路</u>が通る．

① ししょうひしつろ/② ぜんとうきょうろ　　○

● 4 中脳の背側にある大脳脚を錐体路が通る．

④ ①<u>大脳脚</u>は中脳の腹側部にある．大脳皮質の中心前回（皮質運動領）の②<u>内錐体細胞層</u>（Ⅴ層）にある錐体細胞の軸索（錐体路）は，内包から大脳脚の中央約1/3の部分→③<u>橋</u>→延髄（錐体）を通り脊髄の前角に至る．

① だいのうきゃく/② ないすいたいさいぼうそう/③ きょう　　×

● 5 皮質脊髄路には，錐体側索路と錐体前索路とがある．

⑤ 皮質脊髄路には①<u>錐体側索路</u>と②<u>錐体前索路</u>とがある．皮質脊髄路の線維は延髄の錐体を通り，約85％の線維は交叉（錐体交叉）して脊髄の側索を皮質側索路として下行する．残りの交叉しない線維は脊髄の前索を脊髄前索路として下行する．

① すいたいそくさくろ/② すいたいぜんさくろ　　○

第11章 神経系

6.2 下行性伝導路

● 6 皮質脊髄路の錐体前索路は同側の前角細胞に至る．

⑥ 錐体前索路の線維は延髄下端で交叉（錐体交叉）しないで，同側の脊髄前索を下行し，脊髄の白〔前〕交連を通り，反対側の同じ高さの前角細胞に終わる．交叉した錐体側索路は，脊髄側索を下行し同側の前角細胞に至る．

×

● 7 錐体外路は姿勢の制御や円滑な随意運動に関与する．

⑦ 錐体路は骨格筋の随意運動を支配するが，円滑に完全な運動はできない．錐体外路は随意運動を完全に遂行するため錐体路に協調して，運動の速度，組み合わせ，筋の力の強弱などを調節する．また無意識で行う姿勢，歩行，表情，情動運動などの制御にも錐体外路が関与する．

○

● 8 錐体外路の中心的な役割をする核は，線条体，淡蒼球などである．

⑧ 錐体外路の中心的な役割をする核（線条体，淡蒼球，赤核，小脳）と視床，視床下部，黒質，オリーブ核，延髄などとが互いに連絡して筋を制御する．

○

7. 脳神経

1 脳神経は 12 対の末梢神経である．

① 脳神経は脳から出る末梢神経で 12 対ある． Ⅰ 嗅神経，Ⅱ 視神経，Ⅲ ①動眼神経，Ⅳ ②滑車神経，Ⅴ 三叉神経，Ⅵ 外転神経，Ⅶ 顔面神経，Ⅷ 内耳神経，Ⅸ ③舌咽神経，Ⅹ ④迷走神経，Ⅺ 副神経，Ⅻ ⑤舌下神経である．脳神経をローマ数字で表し，それぞれ第Ⅰ〜第Ⅻ脳神経ともいう．

① どうがん/② かっしゃ/③ ぜついん/④ めいそう/⑤ ぜっか　　〇

2 副交感神経線維を含む脳神経は 5 対である．

② 脳神経に副交感神経線維を含んでいるのは Ⅲ 動眼神経，Ⅶ ①顔面神経，Ⅸ ②舌咽神経，Ⅹ 迷走神経の 4 対である．

① がんめん/② ぜついん　　×

3 知覚性神経線維を含む脳神経は 7 対ある．

③ 知覚性神経線維を含むのは，Ⅰ ①嗅神経，Ⅱ ②視神経，Ⅴ 三叉神経，Ⅶ 顔面神経，Ⅷ ③内耳神経，Ⅸ 舌咽神経，Ⅹ 迷走神経の 7 対である．

① きゅうしんけい/② ししんけい/③ ないじしんけい　　〇

4 脳神経で混合〔性〕神経は 3 対である．

④ 混合〔性〕神経とは知覚感覚〔性〕と運動〔性〕線維とを含む神経線維である．自律神経線維（交感神経，副交感神経）は運動〔性〕神経であるので，運動神経に自律神経を含んでも運動〔性〕神経である．混合〔性〕神経はⅤ ①三叉神経，Ⅶ 顔面神経，Ⅸ 舌咽神経，Ⅹ ②迷走神経の 4 対である．Ⅲ 動眼神経は副交感神経を含むが，脊髄神経の前根と同様，混合〔性〕でなく運動〔性〕である．

① さんさ/② めいそう　　×

第11章 神経系

7.1 脳神経（Ⅰ，Ⅱ）

●1 嗅神経は鼻腔上部の嗅粘膜の嗅細胞からでる神経線維である．

① ①嗅神経（第Ⅰ脳神経）は嗅覚を伝える神経で，鼻腔上部の嗅粘膜にある嗅細胞の突起（軸索）からなる．嗅細胞の軸索は20数本の束に集まり，嗅神経として篩骨の②篩板を通り頭蓋腔から③嗅球に入る．

① きゅうしんけい/② しばん/③ きゅうきゅう　　○

●2 視神経には瞳孔括約筋に分布する神経も含む．

② 視神経（第Ⅱ脳神経）は眼球の①網膜から起こり，視神経管から頭蓋腔に入り，視床下部の下垂体の前で②視〔神経〕交叉を作り，視索となって外側膝状体に入る．瞳孔括約筋に分布する神経は副交感神経で，動眼神経に含まれる．

① もうまく/② し〔しんけい〕こうさ　　×

●3 ヒトの視神経は視交叉で完全交叉して視索となる．

③ ヒトの視交叉では，右眼の内側半からの線維は交叉して左の視索に，左眼の内側半の線維は交叉し右の①視索に入る．外側半の線維は左眼も右眼も交叉しないで同側の視索に入る②不完全交叉（部分交叉）である．眼の内側半と外側半の両神経とも交叉し，対側の視索に入るのが完全交叉である．

① しさく/② ふかんぜんこうさ　　×

7.2 脳神経（Ⅲ，Ⅳ，Ⅴ，Ⅵ）

●1 動眼神経は外眼筋のすべてを支配する．

① 動眼神経核から出る動眼神経（第Ⅲ脳神経）は運動神経で，①外眼筋のうち上直筋，下直筋，内側直筋，下斜筋，②上眼瞼挙筋を支配する．外眼筋は眼瞼と眼球の運動にたずさわる筋で，7つの筋からなる．

① がいがんきん/② じょうがんけんきょきん　　×

第11章 神経系

7.2 脳神経 (III, IV, V, VI)

● 2 動眼神経には体性運動線維と副交感性線維とを含む．

② 動眼神経には，外眼筋に分布する体性運動線維と，①内眼筋（②毛様体筋，瞳孔括約筋）に分布する副交感神経線維が含まれる．

① ないがんきん/② もうようたいきん　　○

● 3 第Ⅳ脳神経は運動神経である．

③ ①滑車神経（第Ⅳ脳神経）は，中脳の滑車神経核から出て②上斜筋を支配する運動神経である．上斜筋は眼球を内下方に向ける．脳神経の中で背側から出る唯一の神経である．

① かっしゃ/② じょうしゃきん　　○

● 4 三叉神経は知覚性と運動性の両線維を含む混合神経である．

④ ①三叉神経（第Ⅴ脳神経）は太い知覚根（②大部）と細い運動根（③小部）とからなる混合神経で，大部の知覚線維は顔面の知覚（顔面の皮膚，鼻腔および口腔の粘膜，歯髄）を，小部の運動線維は④咀嚼筋の運動を司る．

① さんさ/② だいぶ/③ しょうぶ/④ そしゃくきん　　○

● 5 三叉神経の運動線維は上顎神経に含まれる．

⑤ 三叉神経の知覚根（大部）は橋の外側から出て，三叉神経節をつくり，①眼神経，②上顎神経，③下顎神経の3枝に分岐する．運動線維は運動根（小部）から出て，三叉神経節（半月神経節，ガッセル神経節）を通過し，下顎神経に含まれ，咀嚼筋（深頭筋ともいう：側頭筋，咬筋，④内側翼突筋，外側翼突筋からなる）に分布する．

① がんしんけい/② じょうがくしんけい/③ かがくしんけい/④ ないそくよくとっきん　　×

7.2 脳神経（III，IV，V，VI）

● 6 三叉神経には副交感神経線維を含む．

⑥ 三叉神経には自律神経（交感神経，副交感神経）の線維は含まない．三叉神経のほとんどは知覚性線維（顔面の感覚を支配）で太く，運動性の線維は咀嚼筋にだけ分布するので細い．

×

● 7 第VI脳神経である外転神経は視神経管を通り内側直筋に分布する．

⑦ 外転神経，滑車神経，動眼神経，眼神経（三叉神経の分岐），上・下眼静脈は①上眼窩裂を通る．外転神経は外側直筋，滑車神経は上斜筋，動眼神経はその他の外眼筋に分布する．②蝶形骨小翼の視神経管は視神経，眼動脈の通路である．

① じょうがんかれつ/② ちょうけいこつしょうよく

×

7.3 脳神経（VII，VIII）

● 1 顔面神経には感覚線維，運動線維，副交感神経線維を含む．

① 顔面神経（第VII脳神経）には運動線維，感覚線維，副交感神経線維を含み，運動線維は顔面筋（表情筋，浅頭筋）の運動を支配し，感覚線維は舌の前2/3の味覚を司り，副交感神経線維は①顎下腺，舌下腺，②涙腺，③口蓋腺に分布する．

① がっかせん/② るいせん/③ こうがいせん

○

● 2 顔面神経はすべての顔面筋に分布する．

② 顔面神経は第VII脳神経で，橋の顔面神経核から起こり，内耳道から顔面神経管を通り，側頭骨の茎乳突孔から頭蓋の外に出て，耳下腺の内部で①耳下腺神経叢をつくり，多数の枝に②分枝し，すべての顔面筋に分布する．

① じかせんしんけいそう/② ぶんし

○

第11章 神経系

7.3 脳神経（VII, VIII）

● 3　顔面神経は顔面の知覚を支配する．

③ 顔面の知覚は三叉神経の支配で，顔面神経の知覚線維は味覚を伝える線維（味覚線維）だけである．味覚線維は舌前2/3に分布する．この味覚線維は舌神経から①鼓索神経を経て顔面神経に入り，②膝神経節を経て中間神経となり延髄の孤束核に入る．

① こさくしんけい／② しつしんけいせつ　×

● 4　内耳神経は前庭神経と蝸牛神経とからなる．

④ 内耳神経（第VIII脳神経）は延髄および①橋背部にある②前庭神経核と③蝸牛神経核から出て内耳道に入り，内耳道底で前庭神経と蝸牛神経とに分かれる．前庭神経は平衡覚器に，蝸牛神経は聴覚器に分布する．

① きょうはいぶ／② ぜんていしんけいかく／③ かぎゅうしんけいかく　○

● 5　ラセン器と平衡斑とに分布するのは蝸牛神経である．

⑤ 内耳神経から分かれた蝸牛神経（聴神経）は蝸牛軸で蝸牛神経節をつくり，神経線維は蝸牛のラセン器（コルチ器）に連結して，聴覚を伝える．前庭神経は前庭神経節をつくり，前庭にある①平衡斑と半規管にある②膨大部稜に連結し，平衡覚，回転，加速度とを伝える．

① へいこうはん／② ぼうだいぶりょう　×

7.4 脳神経（IX）

● 1　舌咽神経は運動神経線維と知覚神経線維を含む混合神経である．

① ①舌咽神経（第IX脳神経）は運動，知覚，味覚の線維を含む混合神経で，延髄の上外側部から出る．運動線維は②咽頭筋，耳下腺などに分布し，知覚線維は中耳，舌，咽頭粘膜，頸動脈洞の機械的刺激受容器，頸動脈小体の化学刺激受容器などに分布する．また，味覚線維は舌の後1/3に分布する．

① ぜついんしんけい／② いんとうきん　○

7.4 脳神経（IX）

● 2 舌咽神経は舌の後1/3の味覚に関与する．

② 舌咽神経は延髄から出て①頸動脈孔の直下で，上・下神経節をつくる．一般体性感覚性神経（中耳，舌，咽頭などの粘膜と骨格筋からの触覚，温度覚，痛覚，固有感覚に関与する）は②上神経節に入り，内臓求心性神経（口腔，咽頭，喉頭の粘膜からの機械的刺激，温度覚，痛覚，固有感覚に関与する）と特殊内臓求心性線維（舌の後1/3の味覚に関与する）は③下神経節に入る．一般内臓性運動線維（自律神経系）は耳下腺に副交感神経線維を送る．

① けいどうみゃくこう/② じょうしんけいせつ/③ かしんけいせつ ○

7.5 脳神経（X）

● 1 迷走神経には感覚性，運動性，副交感性の線維を含む．

① 迷走神経（第X脳神経）は，一般体性求心性線維（耳介後部，外耳道の皮膚），①一般内臓求心性線維（咽頭，喉頭，気管，食道，胸腹部臓器），②特殊内臓求心性線維（喉頭蓋の③味蕾），④一般内臓遠心性線維（胸腹部臓器近くの副交感神経節），特殊内臓遠心性線維（喉頭，咽頭の横紋筋，⑤咀嚼筋）を含む．

① いっぱんないぞうきゅうしんせいせんい/② とくしゅないぞうきゅうしんせいせんい/
③ みらい/④ いっぱんないぞうえんしんせいせんい/⑤ そしゃくきん ○

● 2 迷走神経の主成分は副交感神経線維である．

② 迷走神経は①迷走神経背側核から出る副交感神経線維（一般内臓遠心性線維）が大部分で，咽頭，喉頭，気管，食道，胸腹部内臓（腹部の一部の内臓および②骨盤内臓を除く）に分布する．

① めいそうしんけいはいそくかく/② こつばんないぞう ○

第11章 神経系

7.5 脳神経（X）

● 3　迷走神経から声帯筋を支配する運動神経が出る．

③ ①声帯筋に分布する神経は迷走神経の枝である②上喉頭神経と反回神経（下喉頭神経）とである．

① せいたいきん/② じょうこうとうしんけい　　○

● 4　反回神経はすべての喉頭筋を支配する．

④ 迷走神経から分枝した①反回神経は，右は鎖骨下動脈の後下方から前面に出て上行し，左は大動脈弓の後下方から前面を上行して，喉頭筋（②輪状甲状筋を除く）に分布する．輪状甲状筋には迷走神経から分枝した上喉頭神経が分布する．

① はんかいしんけい/② りんじょうこうじょうきん　　×

● 5　迷走神経は耳介の皮膚に分布する．

⑤ 迷走神経の①上神経節から出た一般体性感覚線維は，②耳介枝となり，耳介の一部と外耳道の皮膚に分布する．迷走神経の唯一の体性感覚神経線維である．

① じょうしんけいせつ/② じかいし　　○

● 6　迷走神経は食道とともに横隔膜を貫く．

⑥ 左・右迷走神経は延髄から出て，側頭骨と後頭骨の間にある①頸静脈孔を通り頸部を下行し，胸腔に入り食道に伴行し，下方で左側は食道の前面に，右側は食道の後面に沿って横隔膜の②食道裂孔を貫いて腹腔に入る．

① けいじょうみゃくこう/② しょくどうれっこう　　○

7.6 脳神経（XI，XII）

● 1　副神経は脊髄神経である．

① ①副神経（第XI脳神経）は延髄根から出る神経線維（②延髄根）と脊髄からでる神経線維（③脊髄根）とからなる．脊髄根からの副神経は僧帽筋と胸鎖乳突筋とに分布する運動神経である．延髄根からの副神経は迷走神経に入り，声帯の筋に分布する．

① ふくしんけい/② えんずいこん/③ せきずいこん　　×

7.6 脳神経（XI，XII）

● 2 舌下神経は感覚神経と運動神経とを含む混合神経である．

② 舌下神経（第XII脳神経）は延髄下部から出て，側頭骨の舌下神経管を通り①舌筋に分布し，舌の運動を行う②純運動性神経である．

① ぜっきん/② じゅんうんどうせいしんけい ✕

8. 脊髄神経

8.1 脊髄神経の構成

● 1 脊髄神経の前枝は混合神経である．

① 脊髄神経は末梢神経で，脊髄と末梢組織とを連絡する．脊髄から①前根（運動性線維）と②後根（感覚性線維）とが出て，③椎間孔で合流した後，椎間孔を出て，④前枝と⑤後枝とに分かれる．前枝，後枝は混合神経である．

① ぜんこん/② こうこん/③ ついかんこう/④ ぜんし/⑤ こうし ◯

● 2 脊髄神経の前根は運動神経で，後根は感覚神経である．

② 脊髄神経の前根には脊髄の前角細胞から出る運動神経（遠心性神経）と側角から出る交感神経（運動神経）とがあり，後根には脊髄神経節から起こり脊髄に入る感覚神経（求心性神経）がある． ◯

● 3 ベル・マジャンディの法則とは，脊髄神経の前根は運動性線維であり，後根は感覚性線維であることである．

③ 脊髄神経線維のうち，前根は運動神経線維（交感神経線維も含む）で，後根は感覚性線維である．このことをベル・マジャンディの法則という． ◯

● 4 脊髄神経の後根には交感神経線維を含む．

④ 交感神経の節前神経の細胞体は第1胸髄〜第2（3）腰髄の側角にある．①節前線維は前根を通り前枝に入り，ただちに②白交通枝を経て交感神経幹神経節に入る．

① せつぜんせんい/② はくこうつうし ✕

第11章 神経系

8.2 脊髄神経叢の構成

1 頸神経叢

● 1　頸神経は全部で7対である.

① 頸神経は，後頭骨と第1頸椎との間から第1頸神経が，第7頸椎と第1胸椎との間から第8頸神経が出る．したがって全部で8対ある．第1～第4頸神経（C1～C4）の前枝は①頸神経叢をつくり，第5～第8頸神経と第1胸神経との前枝で②腕神経叢をつくる．

① けいしんけいそう / ② わんしんけいそう　　×

● 2　頸神経叢は第1～第4頸神経の前枝により形成される.

② 頸神経叢は第1～第4頸神経（C1～C4）の前枝が吻合し形成する．頸神経叢からは舌骨下筋群に分布する頸神経ワナ，横隔膜に分布する筋枝として横隔神経，皮膚に分布する皮枝として①小後頭神経，②鎖骨上神経などが出る．

① しょうこうとうしんけい / ② さこつじょうしんけい　　○

● 3　横隔神経は胸髄から出て横隔膜に分布する.

③ 横隔神経は，頸髄（第3～第5頸神経）から出る運動神経で，①前斜角筋の前面に沿って下り②胸腔に入り，横隔膜に分布する．

① ぜんしゃかくきん / ② きょうくう　　×

2 腕神経叢，腰神経叢，仙骨神経叢

● 1　腕神経叢は第5頸神経～第1胸神経の前枝で形成される.

① ①腕神経叢は第5頸神経～第1胸神経（C5～Th1）の前枝からなる．C5とC6との前枝は上神経幹を，C7は中神経幹を，C8とTh1とは下神経幹をつくり，それぞれ②斜角筋隙より出た後に背側と腹側に分かれる．上・中神経幹の腹側は外側神経束，下神経幹の腹側は内側神経束，上・中・下神経幹の背側の枝は合して③後神経束を形成する．

① わんしんけいそう / ② しゃかくきんげき / ③ こうしんけいそく　　○

184

8.2 脊髄神経叢の構成

● 2 腋窩神経は腕神経叢の後神経束から出る．

② ①腋窩神経は腕神経叢の後神経束から出て，②外側腋窩隙を通る．筋枝は三角筋と小円筋に分布し，皮枝は上腕の外側および後側に分布する．

① えきかしんけい／② がいそくえきかげき

● 3 腰神経叢は第12胸神経〜第4腰神経の前枝で構成される．

③ 腰神経叢は第12胸神経〜第4腰神経の前枝からなり，腰椎の両側で大腰筋の内部にある．腰神経叢から出る神経は，腸骨下腹神経，①腸骨鼠径神経，陰部大腿神経，②閉鎖神経，大腿神経，外側大腿皮神経である．

① ちょうこつそけいしんけい／② へいさしんけい

● 4 仙骨神経叢は第4腰神経〜第3仙骨神経の前枝で構成される．

④ 仙骨神経叢は第4腰神経〜第3仙骨神経の前枝よりなり，①梨状筋の前面に位置する．仙骨神経叢から②上殿神経，③下殿神経，後大腿皮神経，坐骨神経が出る．

① りじょうきん／② じょうでんしんけい／③ かでんしんけい

8.3 脊髄神経の走行，分布，作用

● 1 脊髄神経の前枝は体幹の前壁と側壁および四肢の筋と皮膚に分布する．

① 各脊髄神経の前根と後根は椎間孔で合したのち前枝と後枝に分かれ椎間孔を出る．前枝は一般に後枝より強大で，頸部と体幹の前壁，側壁，上肢，下肢の筋と皮膚とに分布する．なお胸郭に分布する①胸神経以外の前枝は互いに吻合して②脊髄神経叢をつくる．

① きょうしんけい／② せきずいしんけいそう

第11章 神経系

8.3 脊髄神経の走行，分布，作用

● 2 脊髄神経の後枝は神経叢を形成した後，固有背筋に分布する．

② すべての後枝，体幹の胸郭に分布する前枝は神経叢を形成しない．後枝は固有背筋と体幹背面の皮膚に分布する．後枝で名前の付いた神経は，次のとおりである．第1頸神経の後枝が後頭下神経，第2頸神経の後枝が①大後頭神経，第3頸神経の後枝が第3後頭神経，第1〜3腰神経の後枝が②上殿皮神経，第1〜3仙骨神経の後枝が中殿皮神経である．

① だいこうとうしんけい/② じょうでんひしんけい　　×

8.4 頸神経叢からの枝

● 1 横隔神経麻痺の場合，横隔膜は挙上する．

① 横隔膜は胸腔の下口（①胸郭下口）に張る②円蓋状の筋板で，横隔神経麻痺の際，横隔膜は弛緩して腹圧のため胸腔に向かって挙上する．

① きょうかくかこう/② えんがいじょう　　○

● 2 大後頭神経は頸神経叢からの枝で，筋と皮膚に分布する．

② 大後頭神経は，第2頸神経の後枝の名前で，①深項筋と後頭部の皮膚に分布する．頸神経叢は前枝で構成され，頭頸部の背部を除く皮膚に分布する皮枝（②大耳介神経・鎖骨上神経など）と筋枝（頸神経ワナ，横隔神経）を出す．

① しんこうきん/② だいじかいしんけい　　×

8.5 腕神経叢からの枝

● 1 筋皮神経は外側神経束の続きである．

① ①外側神経束は腕神経叢の②上神経幹の腹側枝と中神経幹の腹側枝とが合してつくる．筋皮神経は外側神経束の続きで，③筋枝は上腕の屈筋群に分布し，④皮枝は肘関節の近くで皮下に出て，前腕外側の皮膚に分布する．

① がいそくしんけいそく/② じょうしんけいかん/③ きんし/④ ひし　　○

8.5 腕神経叢からの枝

●2 正中神経は腕神経叢から出て前腕後面の正中を下り，手背に至る．

② 正中神経は腕神経叢の内側神経束と外側神経束とが合して始まり，内側上腕筋間中隔の前面に接して上腕動脈の内側を伴伴って肘窩に達し，前腕前面を下行して，①手根管の中を通って②手掌に至る．

① しゅこんかん/② しゅしょう　　×

●3 尺骨神経は腕神経叢の内側神経束の続きである．

③ 尺骨神経は腕神経叢の内側神経束から出て，上腕の前内側部を下行し，上腕骨内側上顆の後面にある尺骨神経溝を通り，前腕前面の尺側を下行し手に至る．筋枝は，尺側手根屈筋，①深指屈筋尺側半，②小指球筋群，母指内転筋，骨間筋，第3～第4③虫様筋，皮枝は手背と手掌の尺側半の皮膚に分布する．

① しんしくっきん/② しょうしきゅうきんぐん/③ ちゅうようきん　　○

●4 橈骨神経は後神経束から出て，上腕と前腕のすべての伸筋を支配する．

④ 橈骨神経は腕神経叢の後神経束から出て，腋窩で①背側に回り，上腕骨の②橈骨神経溝を通って下行し，前腕の背側を通り手に至る．経過中に上腕および前腕のすべての伸筋に筋枝を送る．

① はいそく/② とうこつしんけいこう　　○

●5 手掌の知覚は正中神経と尺骨神経との支配である．

⑤ 正中神経の知覚枝は第1指から第4指の①橈側半までの手掌の皮膚に，尺骨神経は第4指の②尺側半より第5指までの手掌の皮膚に分布する．

① とうそくはん/② しゃくそくはん　　○

8.6 胸神経からの枝

1 胸神経の前枝を肋間神経という．

① 胸神経（Th 1〜Th 12）の前枝を①肋間神経といい，左右12対ある．ただし第12肋間神経を肋下神経と呼ぶ．Th 3〜Th 6の肋間神経は肋骨の下端（肋骨溝）を通って前方に進み，胸骨縁まで達する．下位5対の肋間神経は②肋骨弓を越えて，内腹斜筋と腹横筋の間を前下方へ走り，白線に向う．

① ろっかんしんけい/② ろっこつきゅう　　○

2 胸神経の後枝は固有背筋群を支配する．

② 胸神経は椎間孔で合したのち，前枝，後枝，硬膜枝，①交通枝に分かれる．後枝は体幹の後ろに出て，筋枝を②固有背筋群に，皮枝を体幹背面の正中部付近の皮膚に分布する．

① こうつうし/② こゆうはいきんぐん　　○

8.7 腰神経叢からの枝

1 腰神経叢から坐骨神経が出る．

① 腰神経叢から①腸骨下腹神経（側腹筋群，下腹部と②殿部の皮膚に分布），腸骨鼠径神経，陰部大腿神経（③陰嚢と大腿上内側部の皮膚に分布．精巣挙筋反射に関与），外側大腿皮神経，大腿神経，閉鎖神経が出る．坐骨神経は仙骨神経叢から出る．

① ちょうこつかふくしんけい/② でんぶ/③ いんのう　　×

2 大腿神経は鼠径管を通り大腿伸筋群を支配する．

② ①大腿神経は腰神経叢の最大の枝で，鼠径靱帯の下にある②筋裂孔を通り，筋枝は大腿伸筋群を，皮枝は大腿前面と下腿内側面の皮膚を支配する．

① だいたいしんけい/② きんれっこう　　×

| 問題 | 解説と解答 |

8.7 腰神経叢からの枝

● 3 閉鎖神経は閉鎖管を通り大腿内転筋群を支配する．

③ 閉鎖神経は腰神経叢から出て①閉鎖孔上縁の②閉鎖管を通り，筋枝は大腿内転筋を，皮枝は大腿の内側面の皮膚を支配する．

① へいさこう/② へいさかん ○

8.8 仙骨神経叢からの枝

● 1 仙骨神経叢から坐骨神経が出る．

① 仙骨神経叢（L4～S3）からは上殿神経，下殿神経，後大腿皮神経，坐骨神経が出る．坐骨神経は膝窩の上方約1/3で，①総腓骨神経と②脛骨神経とに③分岐する．総腓骨神経は下腿の上外側部で浅腓骨神経と深腓骨神経とに分岐する．

① そうひこつしんけい/② けいこつしんけい/③ ぶんき ○

● 2 上殿神経は梨状筋上孔を通り大殿筋を支配する．

② 上殿神経は仙骨神経叢から出て，①梨状筋上孔を通って中殿筋，小殿筋，②大腿筋膜張筋を支配する．

① りじょうきんじょうこう/② だいたいきんまくちょうきん ×

● 3 下殿神経は梨状筋下孔を通り大殿筋を支配する．

③ 下殿神経は仙骨神経叢から出て，坐骨神経とともに梨状筋下孔を通って大殿筋を支配する．

○

● 4 坐骨神経は大坐骨孔を通り大腿の後面を下行する．

④ 坐骨神経（L4～S3）は仙骨神経叢から出て，大坐骨孔（①梨状筋下孔）を通って大腿後面の中央をくだり，②膝窩のやや上方で外側の総腓骨神経と内側の脛骨神経とに分かれる．

① りじょうきんかこう/② しつか ○

第11章 神経系

8 脊髄神経

8.8 仙骨神経叢からの枝

● 5　坐骨神経は下肢全体の筋を支配する．

⑤ 人体内で最も太い坐骨神経の筋枝は，大腿後側の屈筋群，下腿の伸筋群と屈筋群，および足底の筋を支配する．上・下殿神経と仙骨神経叢の筋枝とが外寛骨筋，大腿神経が大腿伸筋群と内寛骨筋，閉鎖神経が大腿の内転筋群を支配する．

×

● 6　脛骨神経は坐骨神経の終枝である．

⑥ 坐骨神経の2大終枝は脛骨神経，総腓骨神経である．膝窩のやや上方で，坐骨神経から内側に太い脛骨神経が分かれる．脛骨神経は①膝窩動脈および②後脛骨動脈に沿って下り，内果の後下方で内側・外側足底神経となり，足底に至る．

① しっかどうみゃく／② こうけいこつどうみゃく

○

● 7　浅腓骨神経は脛骨神経から分岐し下腿の伸筋群に分布する．

⑦ 総腓骨神経は，大腿後面から腓骨頭の直下を外側から下腿前面に回り，①浅腓骨神経と深腓骨神経に②分岐する．浅腓骨神経は長腓骨筋の起始部を貫いて下行し足背に至る．筋枝は足の外反（外がえし）・底屈をする腓骨筋群に，皮枝は足背の皮膚に分布する．

① せんひこつしんけい／② ぶんき

×

● 8　深腓骨神経は総腓骨神経から分岐する．

⑧ ①深腓骨神経は総腓骨神経から分かれて，下腿の前面に出て，前脛骨動脈に沿って下り，②足背に至る．筋枝は下腿の伸筋群を支配する．

① しんひこつしんけい／② そくはい

○

8.9 陰部神経叢・尾骨神経叢からの枝

● 1 陰部神経叢からの神経は骨盤内臓に分布する．

① 陰部神経叢（S2～S4）から陰部神経が出て，梨状筋下孔を出て小坐骨孔に入り，骨盤内臓に分布する下直腸神経，①会陰神経，②陰茎（陰核）背神経に分かれ，会陰の筋と皮膚の知覚を支配する．

① えいんしんけい/② いんけい（いんかく）はいしんけい ○

● 2 陰部神経は尾骨神経叢から出て外肛門括約筋を支配する．

② 陰部神経は陰部神経叢から出て，梨状筋下孔から①坐骨直腸窩に入り，下直腸神経を出し，外肛門括約筋を支配する．陰部神経の麻痺で大便，尿の②失禁が起こる．尾骨神経叢はS4～Coの前枝で形成され，肛門と尾骨の皮膚に分布する．

① ざこつちょくちょうか/② しっきん ×

9. 自律神経

● 1 自律神経は交感神経系と副交感神経系とに分かれる．

① 自律神経系は，平滑筋，心筋，腺に分布して，その運動と分泌を行う．①植物神経系（一般臓性運動神経）ともよばれ，交感神経系と副交感神経系とに分けられる．両神経系は同じ器官に分布し，その作用は②拮抗的である．

① しょくぶつしんけいけい/② きっこうてき ○

● 2 交感神経の中枢は胸髄と腰髄とにある．

② 交感神経の中枢（第一次中枢）は，胸髄から腰髄（Th1～L2）の①側角にある．軸索は体性運動神経の前根を通り②脊柱管を出て，交感神経幹に入る．

① そくかく/② せきちゅうかん ○

第11章 神経系

9 自律神経

問　題	解説と解答

● 3　交感神経系の節前線維のニューロンは脊髄前角にある．

③　交感神経の①節前線維のニューロンは第1胸髄～第2腰髄の側角に細胞体がある．細胞体の神経突起（軸索）は脊髄神経の前根から白交通枝となり，それぞれの交感神経節（交感神経幹の幹神経節，②椎前神経節）に入り，節後線維のニューロンとシナプス接合する．

① せつぜんせんい／② ついぜんしんけいせつ　　×

● 4　交感神経は白交通枝と灰白交通枝とにより脊髄神経と交通する．

④　交感神経は①白交通枝を通って交感神経幹の幹神経節に入り，節後線維とシナプス接合する．節後線維の細胞体（交感神経幹の幹神経節にある）の軸索は②灰白交通枝として脊髄神経に合流し，末梢の汗腺，立毛筋などを支配する．

① はくこうつうし／② かいはくこうつうし　　○

9.1　交感神経系

● 1　交感神経は瞳孔散大筋を支配する．

①　交感神経幹の上頸神経節の節後線維は，内頸動脈にまとわりついて頭部の近くで①内頸動脈神経叢をつくり頭蓋腔に入り，眼球内の②瞳孔散大筋を支配する．

① ないけいどうみゃくしんけいそう／② どうこうさんだいきん　　○

● 2　心臓に分布する交感神経は延髄から出て心筋を支配する．

②　胸髄上部（Th 1～Th 5）の側角にある交感神経細胞体の節前線維は上・中・下①頸神経節に入る．節後線維は3個の頸神経節の細胞体から3対の上・中・下心臓神経が出て②心筋を支配する．

① けいしんけいせつ／② しんきん　　×

192

第11章 神経系

9.1 交感神経系

● 3 大内臓神経は交感神経の節前線維からなる．

③ 胸髄下部（Th 5～Th 9）の側角にある神経細胞体の節前線維は，交感神経幹の神経節を通過して①<u>大内臓神経</u>となり，横隔膜を貫いて②<u>腹腔神経節</u>に達し，節後線維とシナプス接合する．節後線維は腹部内臓（胃，小腸，直腸，肛門とを除く大腸，肝臓，膵臓，脾臓，腎臓）に分布する．

① だいないぞうしんけい／② ふくくうしんけいせつ ○

● 4 交感神経は膀胱筋に分布し，排尿に関与する．

④ 第2仙髄～第4仙髄の①<u>中間質外側部</u>から出る副交感神経の節前線維は，②<u>骨盤内臓神経</u>を経て膀胱神経節に達する．その節後線維は膀胱に分布し，膀胱筋を収縮，括約筋を弛緩させ，排尿作用を行う．交感神経は括約筋を収縮，膀胱筋を弛緩して，尿を溜める作用をする．

① ちゅうかんしつ／② こつばんないぞうしんけい ×

9.2 副交感神経系

● 1 副交感神経系の節前ニューロンは脳幹と仙髄とにある．

① 副交感神経の節前線維のニューロンは①<u>脳幹（中脳，橋，延髄）</u>と②<u>仙髄</u>にある．脳幹の神経細胞の神経突起は動眼神経，顔面神経，舌咽神経，迷走神経に，仙髄からの突起は骨盤内臓神経に含まれ，副交感神経節で節後線維のニューロンとシナプス接合する．

① のうかん／② せんずい ○

● 2 副交感神経は瞳孔括約筋を支配する．

② 中脳の①<u>動眼神経副核</u>から出た副交感神経の節前線維は動眼神経に含まれる．眼窩の中で動眼神経から分かれ，②<u>毛様体神経節</u>に入る．毛様体神経節からの節後線維は眼球内の瞳孔括約筋と毛様体筋を支配する．

① どうがんしんけいふくかく／② もうようたいしんけいせつ ○

9.2 副交感神経系

● 3 骨盤内神経は副交感神経の節前線維からなる．

③ 第2仙髄〜第4仙髄の副交感神経の節前線維は仙骨神経に含まれて，①前仙骨孔を出る．その後，仙骨神経から分かれ，骨盤内臓神経となり，②下下腹神経叢（骨盤神経叢）に至り，節後線維の神経細胞とシナプス接合する．節後線維は下行結腸，直腸，膀胱，生殖器に分布する．

① ぜんせんこつこう/② かかふくしんけいそう ○

10. 末梢神経の生理

10.1 脊髄神経系（体性神経系）

● 1 反回神経が麻痺すると嗄声が起こる．

① 反回神経（迷走神経の枝）は輪状甲状筋を除く喉頭筋を支配し，喉頭筋の作用で声帯が振動し発声が行われる．①反回神経麻痺で②嗄声が起きる．

① はんかいしんけいまひ/② させい ○

● 2 閉眼運動に関与する神経は顔面神経である．

② ①閉眼運動は眼輪筋の作用で起こる．眼輪筋（表情筋）の神経支配は顔面神経である．②兎眼（眼を閉じることができない）は顔面神経麻痺で起こる．

① へいがんうんどう/② とがん ○

10.2 自律神経系の機能

● 1 交感神経の興奮は気管支を拡張する．

① 交感神経系の興奮で気管支の平滑筋が①弛緩して，気管，気管支の②拡張を起こす．心臓の③拍動は④促進，骨格筋の血管は拡張する．

① しかん/② かくちょう/③ はくどう/④ そくしん ○

10.2 自律神経系の機能

2 散瞳は副交感神経の興奮で，縮瞳は交感神経の興奮で起こる．

② ①散瞳は交感神経の興奮により，瞳孔散大筋が収縮して起こり，②縮瞳は副交感神経の興奮で，瞳孔括約筋が収縮して起こる．

① さんどう/② しゅくどう　　×

3 交感神経の興奮は瞳孔の縮小と胃液分泌の亢進を行う．

③ ①瞳孔の縮小（動眼神経）と胃液の②分泌亢進（迷走神経）は副交感神経の作用で起こる．

① どうこう/② ぶんぴつこうしん　　×

4 迷走神経の興奮は胃腸運動を亢進する．

④ 胃腸の運動は自律神経の①二重支配をうける．迷走神経（副交感神経）の興奮は胃腸運動を促進し，交感神経は運動を②抑制する．

① にじゅうしはい/② よくせい　　○

5 排尿中枢は仙髄にある．

⑤ 排尿中枢は仙髄にあり，上位の排尿中枢は脳幹（中脳）にある．①尿意が大脳皮質で起こると脳幹の上位排尿中枢から仙髄の排尿中枢に伝わる．仙髄の②排尿中枢から興奮が副交感神経（膀胱筋収縮，内尿道括約筋弛緩）と陰部神経（外尿道括約筋弛緩）とに伝わり，排尿が起こる．

① におい/② はいにょうちゅうすう　　○

11．反　射

11.1 脊髄反射

1 アキレス腱反射は下腿三頭筋の伸張反射である．

① 下腿三頭筋の伸展で①腱紡錘が興奮し，求心性インパルスが脊髄に伝わり，脊髄前角の下腿三頭筋の運動神経に興奮を伝え，筋が収縮し足先が底屈する（②伸張反射）．反射中枢は第5腰髄（L5），第1仙髄（S1）で，筋は脛骨神経に支配される．

① けんぼうすい/② しんちょうはんしゃ　　○

第11章 神経系

| 問　題 | 解説と解答 |

11.1 脊髄反射

● 2 膝蓋腱反射は大脳とは無関係に起こる反射である．

② ①膝蓋腱を叩くと大腿四頭筋が②伸展され，筋中の③筋紡錘が伸展し，興奮が求心神経を経て脊髄の運動神経（大腿神経）を刺激し，大腿四頭筋が反射的に収縮する．大脳とは関係がない．反射中枢は第2～第4腰髄（L2～L4）である．

① しつがいけん/② しんてん/③ きんぼうすい　　○

● 3 腹壁反射は脊髄反射である．

③ 腹壁の皮膚を刺激すると腹壁筋が反射的に収縮する．これを腹壁反射といい，脊髄反射の1つで，第6胸髄～第1腰髄（Th6～L1）に反射中枢がある．

○

11.2 脳幹反射

● 1 光が眼に入ると縮瞳が起こる．この現象を対光反射という．

① 光が眼に入ると光の量を調節するため反射的に①縮瞳が起こる．これを②対光反射という．光の刺激が視神経を通り上丘（反射中枢）に入り，動眼神経副核から副交感神経を経て瞳孔括約筋を刺激することから縮瞳が起こる．

① しゅくどう/② たいこうはんしゃ　　○

● 2 延髄の反射中枢で起こる反射に輻輳反射がある．

② 中脳に反射中枢があって起こる反射に対光反射，①輻輳反射，遠近調節反射などがある．延髄と橋に反射中枢があって起こる反射にくしゃみや咳の反射，血圧調節反射，②嚥下反射，唾液分泌反射，③嘔吐反射などがある．

① ふくそうはんしゃ/② えんげはんしゃ/③ おうとはんしゃ　　×

第12章　感覚器系

問　題　　　　解説と解答

1. 外　皮

1.1 皮膚の構造

●1　皮膚の構造は表皮と真皮の2層からなる．

① 皮膚は表皮，真皮，皮下組織の3層から形成される．表皮は重層扁平上皮からなる．真皮は膠原線維と弾性線維の多い①強靱（密性）結合組織の②乳頭層（表層）と，線維の方向が一定（ランゲル皮膚裂向）している③網状層（深層）とからなる．乳頭層は血管，神経に富み，表皮と固く結合する．皮下組織は脂肪組織を含む④疎性結合組織である．

① きょうじん/② にゅうとうそう/③ もうじょうそう/④ そせいけつごうそしき　　×

●2　表皮の細胞は重層扁平上皮である．

② 表皮の細胞は重層扁平上皮で，表面から深部に，①角質層，②淡明層，③顆粒層，④胚芽層（有棘層と基底層からなる）があり，胚芽層にはメラニン顆粒を含む色素細胞がある．表面が角質層とよばれるのは⑤角化しているためである．

① かくしつそう/② たんめいそう/③ かりゅうそう/④ はいがそう/⑤ かくか　　〇

第12章　感覚器系

| 問　題 | 解説と解答 |

1.2　皮膚の付属器

● 1　毛と爪を角質器という．

① 角質器は表皮が角化変形したもので，毛と爪がある．爪は指先にある角質器で，露出している①爪体，その下の爪床，皮膚に埋もれている爪根からなる．毛は，②手掌，足底を除く全身の皮膚にある③角質器で，埋もれている毛根，表面にある毛幹からなる．④毛根の下端の膨らんだところを⑤毛球という．

① そうたい/② しゅしょう/③ かくしつき/④ もうこん/⑤ もうきゅう　　○

● 2　毛根の毛包にエクリン腺が付属する．

② 毛根は①毛包（表皮の落ち込んだ上皮性毛包と真皮の結合組織の一部が落ち込んだ結合組織性毛包とからなる）で②鞘状に包まれる．毛包には③脂腺（毛包腺）と④立毛筋が付属する．エクリン腺（小汗腺）は毛とは無関係にある．

① もうほう/② さやじょう/③ しせん/④ りつもうきん　　×

1.3　皮膚腺（汗腺，脂腺，乳腺）

● 1　脂腺は手掌，足底に多く存在する．

① ①脂腺は②皮脂を分泌する胞状腺で，汗腺より浅層にあり，大部分は毛包に付属する．手掌，足底を除いて全身に分布し，毛包と立毛筋の間にあって毛包頸に開口する．毛包と関係のない脂腺を独立脂腺といい，③口唇，鼻前庭，肛門周囲，④亀頭，⑤小陰唇，乳輪などに存在する．

① しせん/② ひし/③ こうしん/④ きとう/⑤ しょういんしん　　×

1.3 皮膚腺（汗腺，脂腺，乳腺）

2 汗腺にはエクリン腺とアポクリン腺の2種がある．

② ①汗腺は真皮から皮下組織に及ぶ②単管状腺で，大汗腺（アポクリン腺）と小汗腺（エクリン腺）の2種類がある．アポクリン腺は腺体が大きく，毛包上部（毛包頸）に開口し，特定の部位（③腋窩，外耳道，④乳輪，⑤眼瞼，肛門周囲，外陰部）に分布する．分泌物は臭気を発する．エクリン腺は全身の皮膚に分布し，温熱性発汗に関係する．導管は皮膚表面の皮膚小稜に開口する．

① かんせん/② たんかんじょうせん/③ えきか/④ にゅうりん/⑤ がんけん ○

2. 皮膚感覚

2.1 皮膚感覚の受容器の種類とその分布

1 痛みの受容器は自由神経終末である．

① 痛みの①侵害受容器は②自由神経終末で，特に皮膚の表皮内の下層と真皮にある．鋭い痛みは有髄のAδ線維，鈍い痛みは無髄のC線維が伝える．

① しんがいじゅようき/② じゆうしんけいしゅうまつ ○

2 圧覚を感受する終末にファーター・パチニ小体，ゴルジ・マッツオニ小体がある．

② 皮膚感覚を感受する装置として，マイスネル触覚小体（触覚），ファーター・パチニ小体（①圧覚），②メルケル触覚盤（触覚），ルフィニ小体（温覚），クラウゼ小体（冷覚），ゴルジ・マッツオニ小体（圧覚），自由神経終末（痛覚，触覚，温覚）がある．

① あっかく/② メルケルしょっかくばん ○

2.2 皮膚感覚の伝導路

1 触覚の感覚神経線維は有髄のAβ線維である．

① ①触圧覚を伝導する感覚神経線維は②有髄のAβ線維である．

① しょくあっかく/② ゆうずい ○

2.2 皮膚感覚の伝導路

● 2 皮膚の鈍い痛覚を伝導する感覚線維は Aδ 線維である．

② 鋭い痛みは有髄の Aδ 線維によって伝導され，鈍い痛みは無髄の C 線維によって伝導される．

×

3. 視 覚 器

3.1 眼 球

● 1 眼球壁は 3 層の被膜で構成される．

① 眼球は眼窩の脂肪組織中にあり，眼球壁は外側から線維膜，血管膜，内膜の 3 層からなる．外層の眼球線維膜は，①強膜と②角膜とからなる．中層の眼球血管膜は，③脈絡膜，毛様体，虹彩からなる．最内層の眼球内膜には④網膜がある．

① きょうまく/② かくまく/③ みゃくらくまく/④ もうまく ○

● 2 角膜には血管が存在しない．

② 角膜は眼球の前面 1/5 を占める無色透明の膜で，①角膜上皮，②角膜固有質，③角膜内皮などからなり，厚さ約 1 mm である．神経に富むが，血管は存在しない．三叉神経第 1 枝が分布する．

① かくまくじょうひ/② かくまくこゆうしつ/③ かくまくないひ ○

● 3 眼房水は強膜静脈洞（シュレム管）に吸収される．

③ 眼房水は①毛様体と②虹彩の上皮から分泌され，③後眼房から前眼房を循環し，角膜と強膜の移行部にある④強膜静脈洞（シュレム管）に吸収される．

① もうようたい/② こうさい/③ こうがんぼう/④ きょうまくじょうみゃくどう ○

第12章 感覚器系

3.1 眼 球

問 題	解説と解答

●4 虹彩には平滑筋があり，瞳孔の大きさを調節する．

④ 虹彩は毛様体の前に続き，平滑筋である瞳孔括約筋と瞳孔散大筋を含む．瞳孔括約筋は瞳孔を囲んで輪走し，①瞳孔散大筋は放射状に走る．②瞳孔括約筋が収縮すると瞳孔を縮小し，瞳孔散大筋が収縮すると瞳孔は散大する．

① どうこうさんだいきん/② どうこうかつやくきん ○

●5 毛様体は水晶体の彎曲度を調節する．

⑤ 毛様体には毛様体筋を含む．毛様体から①毛様体小帯が起こり，②水晶体に付着する．毛様体筋が収縮すると毛様体小帯が弛み，水晶体は厚くなる．毛様体筋が弛緩すると，毛様体小帯が水晶体を牽引して薄くなる．

① もうようたいしょうたい/② すいしょうたい ○

●6 視神経円板（視神経乳頭）には視細胞が密集し，視覚が強い．

⑥ ①網膜中心窩の内側にあり，網膜からの視神経線維が集まり，眼球から出ていく部位（直径1.5 mmの白斑）を②視神経円板あるいは視神経乳頭という．この部には視細胞がなく，機能的には③盲斑（点）にあたる．

① もうまくちゅうしんか/② ししんけいえんばん/③ もうはん ×

●7 視細胞には錐状体と杆状体の2種がある．

⑦ 視細胞には錐状体（視細胞）と杆状体（視細胞）の2種類がある．①錐状体は紡錘状で太く短く，杆状体は細く円柱状である．錐状体は黄斑の中心窩に多く分布し，周辺にいくほど杆状体が増える．錐状体は②昼間視と色視に，③杆状体は④薄明視に働く．

① すいじょうたい/② ちゅうかんし/③ かんじょうたい/④ はくめいし ○

201

3.2 副眼器

1 結膜は角膜および強膜の表面を覆っている.

① ①結膜は②眼瞼と眼球（角膜を除く）を覆う粘膜で, 眼瞼結膜と眼球結膜に分かれる. 眼瞼結膜は上眼瞼と下眼瞼の内面を覆って③結膜円蓋で反転して眼球結膜に移行する. 眼球結膜は強膜表面を覆い, 角膜縁で角膜上皮に続く.

① けつまく/② がんけん/③ けつまくえんがい ×

2 水晶体は角膜と虹彩との間に位置する.

② 水晶体は両凸面の弾力がある透明な円板で, 虹彩の後方, ①硝子体の前方に位置する. 直径が約9mmで, 厚さは眼の調節によって変動する. ②毛様体小帯が水晶体の外側縁と毛様体とを結び, 水晶体を支持している.

① しょうしたい/② もうようたいしょうたい ×

4. 視覚の伝導路

1 視覚野（領）は大脳皮質の鳥距溝の周囲にある.

① 視覚野（領, 中枢）は, 後頭葉皮質の①鳥距溝の両側（②有線領）にある. 外側膝状体からの線維が視放線となり, 視覚野に終わる.

① ちょうきょこう/② ゆうせんりょう ○

2 中脳の上丘は聴覚の中継核である.

② 中脳の上丘は対光反射の中枢である. 下丘は①聴覚伝導路の②中継核で, 線維は内側膝状体を経て聴覚野に終わる.

① ちょうかくでんどうろ/② ちゅうけいかく ×

5. 視覚器の構成とその機能

5.1 視細胞

● 1　錐状体視細胞は色覚を感じる．

① 錐状体視細胞は網膜の①<u>中心窩</u>（②<u>黄斑</u>）とその付近に多く，明るい所で色覚と視力（2点の識別）を感受する．錐状体にはヨドプシン（青，緑，赤の3色に反応する物質）が含まれ，明るい所で働き色覚に反応する．

① ちゅうしんか/② おうはん　　○

● 2　明るい所で働き，視力のよいのは杆状体視細胞による．

② 杆状体視細胞にはロドプシン（視紅）が含まれ，薄暗がりに働き，感度が高いが，視力は悪い．

×

5.2 屈折と瞳孔の調節

● 1　近視の場合，凸レンズで補正する．

① ①<u>近視</u>は網膜上より前方に②<u>結像</u>するため，凹レンズを用いて焦点距離を延ばし③<u>矯正</u>する．④<u>遠視</u>の場合は凸レンズで補正する．

① きんし/② けつぞう/③ きょうせい/④ えんし　　×

● 2　近視眼の場合，網膜上より前方に結像する．

② 近視眼は①<u>眼軸</u>が長すぎるか，水晶体の彎曲度が大きすぎる（②<u>屈折</u>が大きい）ため，網膜上より前方に結像する．

① がんじく/② くっせつ　　○

● 3　近くの物を見るとき，水晶体は厚さを増す．

③ 近くの物を見るとき毛様体筋の収縮によって毛様体小帯が弛緩し，水晶体の厚さが増し焦点距離を短くし，網膜上に結像する．

○

| 問 題 | 解説と解答 |

5.3 順　応

● 1　眼球に入る光量を調節するのは虹彩である．

① ①入射光の量は瞳孔の大きさで決まる．瞳孔は虹彩の瞳孔括約筋が収縮すると②縮瞳し，瞳孔散大筋が収縮すると散瞳が起こる．

① にゅうしゃこう/② しゅくどう ○

● 2　散瞳は交感神経の働きで起こる．

② 交感神経の刺激で瞳孔散大筋が収縮し，瞳孔を散大（散瞳）する． ○

● 3　眼の瞳孔括約筋は虹彩の中にある．

③ 瞳孔括約筋は虹彩の中を輪状に走る平滑筋，瞳孔散大筋は瞳孔括約筋の内側を放射状に走る平滑筋である．瞳孔括約筋（縮瞳する）は動眼神経副核からくる副交感神経，瞳孔散大筋（散瞳する）は胸髄の側角からの交感神経とにより支配される． ○

6. 聴覚，平衡聴覚器

6.1　外耳，中耳，内耳

● 1　平衡聴覚器は外耳，中耳，内耳から構成される．

① 平衡聴覚器は外耳，中耳，内耳の3部からなる．外耳は耳介，外耳道，中耳は鼓膜，鼓室，内耳は①骨迷路と②膜迷路とからなる．

① こつめいろ/② まくめいろ ○

● 2　鼓膜は中耳と内耳との境界にある．

② ①鼓膜は外耳道と中耳との境にある．直径約9mm，厚さ約0.1mmの薄い膜である．外側は皮膚の表皮，内側は②鼓室の粘膜で覆われている．

① こまく/② こしつ ×

6.1 外耳，中耳，内耳

● 3 中耳には 3 個の耳小骨がある．

③ 中耳の鼓室内にツチ骨，キヌタ骨，アブミ骨の 3 個の耳小骨が関節で連結する．ツチ骨は鼓膜に付き，アブミ骨の底は①<u>前庭窓</u>にはまりこんで②<u>靱帯結合</u>している．

① ぜんていそう/② じんたいけつごう

● 4 耳管は鼓室と咽頭を連絡する．

④ 耳管は長さ約 35 mm の粘膜に覆われた管で，鼓室の前壁（①<u>耳管鼓室口</u>）から②<u>咽頭鼻部</u>の側壁（③<u>耳管咽頭口</u>）に開いている．耳管は鼓室内の圧を調節する．

① じかんこしつこう/② いんとうびぶ/③ じかんいんとうこう

6.2 内耳（骨迷路，膜迷路）

● 1 内耳は側頭骨の内部に存在する．

① 内耳は平衡聴覚器の主要な部分で，①<u>側頭骨錐体</u>の中にある．内耳は骨迷路と膜迷路とからなり，迷路内は外リンパと内リンパに充たされている．骨迷路は骨半規管，前庭，蝸牛，膜迷路は②<u>卵形嚢</u>，③<u>球形嚢</u>，膜半規管，蝸牛管からなる．膜半規管，卵形嚢，球形嚢は平衡覚，蝸牛管は聴覚に関与する．

① そくとうこつすいたい/② らんけいのう/③ きゅうけいのう

● 2 ラセン器（コルチ器）は蝸牛管にあって聴覚に関与する．

② ①<u>蝸牛管</u>は球形嚢と連結し，中にラセン器（コルチ器）がある．蝸牛管は膜迷路の前方で，②<u>前庭階</u>と③<u>鼓室階</u>との間にはさまれていて，内リンパで充たされる．ラセン器（コルチ器）は蝸牛管の基底板の上にある有毛細胞を含む聴覚の感覚装置で，蝸牛神経の支配を受け聴覚を司る．

① かぎゅうかん/② ぜんていかい/③ こしつかい

第12章 感覚器系

6.2 内耳（骨迷路，膜迷路）

問題	解説と解答
●3 膜迷路の平衡覚部には卵形嚢，球形嚢，膜半規管がある．	③ 膜迷路の中央に位置する卵形嚢と球形嚢には①平衡斑があり②有毛細胞（感覚細胞）を含む．膜半規管は膜迷路の後部で，前半規管，後半規管，外側半規管の3つに分かれ③膨大部をつくり，卵形嚢に開く．膨大部の内壁に有毛細胞を含む④膨大部稜がある．
	① へいこうはん/② ゆうもうさいぼう/③ ぼうだいぶ/④ ぼうだいぶりょう ○
●4 平衡斑は膨大部稜にあって直線運動の加速に反応する．	④ 平衡斑は，卵形嚢（斑），球形嚢（斑）とにあり，有毛細胞と有毛細胞の表面にのる平衡砂膜とからなる．感覚細胞（有毛細胞）の毛と炭酸カルシウムの①平衡砂は平衡砂膜の表層に埋まり，平衡砂の重力と②慣性により，有毛細胞が頭の傾き，直線運動の加速度に反応する．
	① へいこうさ/② かんせい ×
●5 半規管は前庭神経と連絡し平衡覚に関与する．	⑤ 膜迷路の後部にC字状をした前・後・外側半規管がある．各半規管が卵形嚢に開く直前に膨大部があり，その内面に感覚上皮の①有毛細胞が集合して厚くなった②膨大部稜がある．膨大部稜には前庭神経が分布し，回転運動の加速度を感受する．速い回転（強い刺激）で，めまい，嘔気，眼振などが起こる．
	① ゆうもうさいぼう/② ぼうだいぶりょう ○
●6 聴覚の受容器は前庭の球形嚢と卵形嚢である．	⑥ 聴覚の受容器は蝸牛管の基底膜上のコルチ器（ラセン器）の有毛細胞である．伝導路は有毛細胞（コルチ器）→①蝸牛神経→蝸牛神経核→内側膝状体→②聴放線→大脳皮質聴覚野である．
	① かぎゅうしんけい/② ちょうほうせん ×

7. 味 覚 器

7.1 味覚の受容器

● 1 味蕾は味覚器である．

① 味蕾は味覚を感受する受容器（味覚器）である．味蕾は①葉状乳頭，②有郭乳頭，茸状乳頭の側壁にあり，味蕾の上部には孔（味孔）が開き，味孔に入った物質を感受する．

① ようじょうにゅうとう／② ゆうかくにゅうとう

○

● 2 味蕾は咽頭，喉頭蓋にも存在する．

② 味覚の受容器（味蕾）は舌（約1万個），軟口蓋，咽頭（後壁），喉頭蓋などにある．①味蕾は球形で，細長い細胞（味細胞，支持細胞，基底細胞）がタマネギ状に約20個くらい集まり，粘膜上皮（重層扁平上皮）全体の深さまである．味細胞の②寿命は2週間ほどであり，新生交代している．

① みらい／② じゅみょう

○

● 3 味覚の基本感覚は甘味と塩味である．

③ 味覚には甘味（あまい），塩味（しおからい），酸味（すっぱい），苦味（にがい）の4つに区別される基本的な味がある．味は，味覚の基本感覚の組み合わせ，口腔の触覚と温度，嗅覚，視覚，聴覚により変化する．甘は舌尖，塩は外側縁と舌尖，酸は舌の外側縁（舌体背面と外側縁），苦は舌根部で敏感に感受するといわれている．

×

第12章 感覚器系

7.2 味覚・嗅覚の神経

● 1　舌の前 2/3 の味覚は三叉神経に含まれる．

① 顔面神経（広義）は，顔面神経（狭義）と中間神経とからなる．狭義の顔面神経は浅頭筋（表情筋）に分布し，中間神経は副交感神経線維（耳下腺を除く唾液腺と涙腺に分布）と味覚線維とからなる．この味覚神経は，鼓索神経を通り舌神経を経て舌前 2/3 に分布する．三叉神経には味覚に関する線維は含まれていない．

×

● 2　味覚を支配する味覚神経は顔面神経，舌咽神経，迷走神経に含まれる．

② 舌の前 2/3 の味覚は顔面神経（中間神経），舌の後 1/3 と軟口蓋の味覚は舌咽神経，喉頭蓋と喉頭鼻腔部の味覚は迷走神経に含まれて延髄に入り，孤束を通り孤束核から頭頂弁蓋（味覚中枢）に終わる．

○

● 3　嗅覚の神経線維は視床を通らないで嗅覚中枢にいく．

③ 嗅粘膜にある嗅覚に関与する嗅細胞の線維は篩骨篩板から嗅球に入る．嗅球からの線維は①嗅索，嗅三角を通り，嗅覚中枢（②海馬鉤）に入る．嗅覚以外の知覚伝導路は中継核の視床（背側視床）を通る．

○

① きゅうさく/② かいばこう

第13章 体温と代謝

| 問　題 | 解説と解答 |

1. 体温調節とエネルギー代謝

1.1 熱産生と熱放散

● 1　体温調節中枢は間脳の視床下部にある．

① 体温調節中枢は間脳の視床下部にある．体熱産生の①寒冷中枢と②体熱放散の③温熱中枢とを合わせて体温調節中枢という．

① かんれいちゅうすう/② たいねつほうさん/③ おんねつちゅうすう

○

● 2　発汗は副交感神経支配による．

② 汗腺は交感神経の支配を受け，交感神経が興奮すると発汗が促進する．

×

1.2 基礎代謝

● 1　基礎代謝量は成人男子より成人女子の方が高い．

① 基礎代謝量は生命を維持するために必要な最小限の代謝量で，年齢，体重，男女によって異なる．成人男子で約1500 kcal/日，成人女子で約1200 kcal/日である．

×

1.2 基礎代謝

● 2 安静時の代謝量は基礎代謝量の約1.2倍である．

② エネルギー代謝率（RMR）は作業によって坐位安静時より増加した代謝量が基礎代謝量の何倍かを求めた値である．安静時の代謝量は基礎代謝量の約1.2倍である．①または②で求められる．
① RMR＝(作業時の消費エネルギー量)－(安静時の消費エネルギー量)/基礎代謝量
② RMR＝労働代謝/基礎代謝

○

2. 体温と調節

● 1 口腔温，腋窩温，直腸温のうち口腔温が最も高い．

① 健康成人の体温は高い順に①直腸温（約37.6℃），②口腔温（約37.2℃），③腋窩温（約36.8℃）である．

① ちょくちょうおん/② こうくうおん/③ えきかおん

×

● 2 不感蒸散は健康成人で1日600〜700mlである．

② 不感蒸散（不感蒸泄）は意識しないで水分が身体から蒸発する現象で，皮膚表面からは1日600〜700ml，肺からは1日150〜450mlである．合計約1lにもなる．

×

● 3 不感蒸散は体熱の放散（熱）に関与しない．

③ 体表面からの蒸発には①不感蒸散と発汗がある．不感蒸散は体温調節の放熱には関与しない．気温の高いとき，体熱の放熱は②発汗によって行われる．

① ふかんじょうさん/② はっかん

○

● 4 精神性発汗は頭部および顔面にみられる．

④ 精神性発汗は，精神的に緊張，興奮した際にみられる発汗で，外気温に直接影響されない①手掌，②足底，③腋窩にみられる．

① しゅしょう/② そくてい/③ えきか

×

第 13 章 体温と代謝

問題

● 5 安静時の最も多い体熱放散量は蒸発による.
□
□

解説と解答

⑤ 体熱の放散は,放射(皮膚から赤外線として),伝導(皮膚,呼吸器,消化器による),対流(皮膚表面の空気の移動による),水分の蒸発(発汗と不感蒸散)による.安静時の①体熱放散量は,皮膚面からと呼気による水分蒸発の不感蒸散(②気化熱による熱放散)が約 20%,皮膚の対流と伝導で 30%,残りが放射で 50% と最も多い.

① たいねつほうさんりょう/② きかねつ

索　引

数字・欧文

1回換気量　122
1回心拍出量　83,84
1日尿量　131
α運動神経細胞　172
α細胞　154
β細胞　154
γ運動神経細胞　172
A細胞　100,154
ABO式血液型　81
ACTH　142
ADH　142
Aα線維　161
Aβ線維　199
Aδ線維　199,200
B細胞　78,100,154
Bリンパ球　78
C線維　199,200
D細胞　100,154
DNA　3
G細胞　106,109
GH　141
LH　156
LTH　141
MSH　143
NK細胞　78
OT　142
P波　85
PRL　141
PTH　144
Rh因子　82
RMR　210
S状結腸　95
S状静脈洞　70
T細胞　78
Tリンパ球　78
Y靱帯　42

Z帯　9

あ

アキレス腱　53
　　──反射　195
アクチン細糸　10
アジソン病　151
アシドーシス　78
アセチルコリン　86,124,162
アデノイド　115
アドレナリン　149,151～153,162
アドレナリン作動性線維　124
アブミ骨　205
アポクリン腺　199
アミラーゼ　104,107～109
アミン型ホルモン　139
アランチウス管　76
アルカローシス　78
アルドステロン　129,130,149,150
アルブミン　78,81
アンドロゲン　155
アンモニア　110
圧　覚　199
安静時呼吸数　120

い

インスリン　100,139,154
胃　92,104,106
胃　液　105,107
胃冠状静脈　73
胃十二指腸動脈　63
胃　体　92
胃　腸　103
胃　底　92

胃底腺　93
胃　壁　92
胃・回腸反射　104
異常呼吸　123
異染色質　3
移行上皮　5
一般臓性運動神経系　191
一般体性求心性線維　181
一般内臓遠心性線維　181
一般内臓求心性線維　181
咽　頭　90,114
咽頭筋　180
咽頭鼻部　90
咽頭扁桃　91,115
陰　茎　134
陰茎海綿体　134
陰茎深動脈　135
陰茎背神経　191
陰部神経　191,195
　　──叢　191
陰部大腿溝　1
陰部大腿神経　185,188

う

ウイリス動脈輪　65
ウェルニッケ中枢　167
右胃動脈　63
右鎖骨下動脈　62
右心室　59
右心房　59
右総頸動脈　62
烏口突起　29
烏口腕筋　34
運動性言語中枢　167
運動単位　161
運動ニューロン　161
運動野　166

213

索 引

え

エクリン腺　198,199
エストロゲン　155,156
エナメル質　89
エネルギー代謝率　210
エピネフリン　151
エリスロポエチン　79,129
会陰神経　191
壊　死　57
永久歯　89
栄養血管　60
腋　窩　26
腋窩温　210
腋窩静脈　70,71
腋窩神経　185
円回内筋　35
円柱線毛上皮　5
延　髄　86,105,164,170
延髄網様体　103
遠　視　203
嚥下運動　104
嚥下中枢　103,104
嚥下反射　103,196

お

オキシトシン　141〜143
オッディ括約筋　94
黄色結合組織　7
黄色骨髄　9
黄　体　135,136,156
黄体形成ホルモン　156
黄体ホルモン　156
黄　斑　203
嘔吐中枢　170
嘔吐反射　196
横隔神経　27,184
　——麻痺　186

横隔膜　26,27,120,186
　——呼吸　27
横行結腸　95
横静脈洞　70
横足根関節　45
横側頭回　167
横突棘筋　25
横突孔　21
横紋筋　9
温　覚　199
温熱中枢　209

か

カテコールアミン　139,149,151
カルシトニン　139,144,148
ガス交換　122
ガストリン　104,106,109
ガッセル神経節　178
下下腹神経叢　194
下顎骨　17
下顎神経　178
下　丘　169
下行結腸　95
下行性伝導路　173〜175
下肢帯　41
下神経幹　184
下垂体　17,140
　——後葉　140
　——後葉ホルモン　142
　——前葉　140
　——前葉ホルモン　141
　——門脈　140
下腿三頭筋　52,195
下大静脈　69,72
下殿神経　185,189
下橈尺関節　31

下鼻甲介　17
仮　肋　24
過呼吸　123
蝸　牛　205
蝸牛管　205
蝸牛神経　180
顆粒層　197
鵞　足　49
回外筋　37
回結腸動脈　64
回旋腱板　33
回　腸　93,94,101,104
回盲括約筋　104
回盲口　93
回盲弁　93
灰白交通枝　192
灰白質　163,164
海馬鉤　208
外眼筋　178
外頸動脈　20,65
外呼吸　122
外肛門括約筋　96
外子宮口　137
外　耳　204
外耳道　204
外傷性骨膜炎　37
外舌筋　90
外側楔状骨　41
外側膝状体　168
外側神経束　184,186,187
外側脊髄視床路　173
外側大腿皮神経　185,188
外側直筋　179
外側半規管　206
外側翼突筋　20
外腸骨動脈　68
外転神経　18,176,179
外尿道括約筋　131

外胚葉　11, 12
外　皮　197
外　鼻　113
外腹斜筋　28
外分泌腺　6
外肋間筋　26, 121
角質器　198
角質層　197
角　膜　200
　　——固有質　200
　　——上皮　200
　　——内皮　200
拡　散　123
核　2
核小体　3
顎下腺　90
　　——管　90
顎関節　19
顎二腹筋　20
肩関節　30
滑車神経　18, 176, 178
滑　膜　15
滑面小胞体　2
換　気　121
汗　腺　199, 209
肝円索裂　97
肝鎌状間膜　97
肝小葉　98
肝静脈　73
肝　臓　96, 97, 110
肝　門　63, 97, 99
杵状体視細胞　201, 203
冠循環　84
冠状静脈洞　60
冠状動脈　59, 60, 84
冠状縫合　18
寒冷中枢　209
間細胞　133, 155

間　脳　164, 168
間膜ヒモ　95
寛　骨　38, 39
　　——臼　38, 39
感覚性言語中枢　167
管状腺　6
管状胞状腺　6
管状房状腺　6
関　節　15
　　——腔　34
　　——唇　30
　　——軟骨　15
　　——半月　43, 44
環軸関節　23
環　椎　21
環椎横靱帯　23
眼　窩　17
眼　球　200
　　——結膜　202
　　——壁　200
眼瞼結膜　202
眼瞼反射　169
眼神経　18, 178
眼動脈　65, 66
眼房水　200
眼輪筋　19
顔面筋　179
顔面神経　19, 176, 179, 180, 194, 208
顔面頭蓋　17
顔面動脈　65
顔面の知覚　180

き

キース・フラック結節　60, 82
キヌタ骨　205
キモトリプシン　108

キャノンの緊急反応説　152
気　管　116
気管支　116, 117, 124, 194
　　——縦隔リンパ本幹　74
　　——動脈　63, 118
気管軟骨　117
奇静脈　71〜73
基礎代謝　209, 210
　　——量　209, 210
亀　頭　134, 135
機能的残気量　122
拮抗筋　46
吸　気　121
吸気筋　26
吸息中枢　124
臼　歯　89
球形嚢　205, 206
嗅　覚　208
嗅覚中枢　208
嗅三角　208
嗅　球　177
嗅　索　208
嗅神経　176, 177
巨核細胞　80
巨人症　142
距　骨　41
距骨下関節　45
距腿関節　44
協力筋　46
胸　郭　23
胸郭下口　24, 186
胸　管　74
胸腔内圧　121
胸腔内臓　23
胸　骨　24
　　——角　24
　　——体　24

索引

——柄 24
胸鎖関節 30
胸鎖乳突筋 20
胸式呼吸 120
胸神経 159,188
　——の後枝 188
胸髄 191
胸大動脈 63
胸椎 21,24
胸膜 119
　——腔 119
強膜 200
強膜静脈洞 200
橋 164
頰骨 17
　——弓 65
凝集原 81
凝集素 81
棘上筋 32
近位橈尺関節 31
近視 203
筋 16
筋原線維 10
筋細胞 9
筋線維 10
筋組織 9
筋皮神経 34,186
筋紡錘 163
筋ポンプ作用 87
筋裂孔 43,188
緊急反応 152,153
銀好性線維 7

く

クッシング症候群 150
クッペル星細胞 98
クモ膜 160
　——顆粒 70

——小柱 160
クレチン病 147
グラーフ卵胞 135
グリコゲン 110,152
グリソン鞘 98
グルカゴン 100,139,154
グロブリン 78,81
空腸 93,94,101
屈筋腱 32
屈折 203

け

ケトン体 110
ゲロータ筋膜 125
毛 198
脛骨 41
脛骨神経 49,50,189,190
脛腓関節 41
脛腓靱帯結合 41
頸静脈孔 17
頸神経 20,159,184
　——叢 184,186
　——ワナ 184
頸椎 21,23
頸動脈三角 20,66
頸動脈反射 86
頸リンパ本幹 74
血圧 85
血液 77
　——凝固 81
　——の成分 78
　——のpH 77
血液型 81,82
血液運動中枢 170
血管拡張神経 86
血管壁 55
血管裂孔 42,68
血球 78

血小板 80
血漿 78
血餅 81
結合支持組織 6,12
結合組織 6,7
結腸 95
　——半月ヒダ 95
　——ヒモ 95
　——膨起 95
結膜 202
楔状骨 41
月経周期 138
月状骨 29
犬歯 89
肩甲骨 28,30
肩甲舌骨筋 20
肩鎖関節 29
肩峰 1,29
剣状突起 1
腱索 58
腱中心 27
原形質 2
原尿 130
減数分裂 4

こ

コリン作動性線維 124
コルチ器 180,205,206
コルチコイド 149
コルチゾル 149,150
コレシストキニン 106,110,111
ゴルジ装置 3
ゴルジ・マッツオニ小体 199
小人症 142
呼気 121
呼気筋 26

索引

呼　吸　120,121
呼吸運動　23
呼吸気量　122
呼吸性アルカローシス　123
呼吸中枢　124,170
呼吸調節　124
固定細胞　6
固有胃腺　93
固有肝動脈　63,98,99
固有背筋　25
股関節　41,42
鼓索神経　180
鼓　室　114,204,205
鼓　膜　204
口　蓋　89
口蓋骨　17
口蓋扁桃　91,115
口　腔　89
口腔温　210
口腔前庭　89
口輪筋　20
広背筋　25,26,34
甲状腺　145,146
　　──機能亢進　147
　　──刺激ホルモン　141
　　──ホルモン　146
交感神経系　191,192
交感神経節　192
交感神経の興奮　86
交感神経の節前線維　192
交感神経の中枢　191
交連線維　165
光輝線　9
好中球　77
抗利尿ホルモン　141〜143
岬　角　40
後　角　172

後　脚　186
後脛骨筋　53
　　──腱　53
後脛骨動脈　69
後交通動脈　65,66
後　索　172
後　枝　186
後十字靭帯　43
後縦靭帯　23
後神経束　184
後大腿皮神経　185,189
後大脳動脈　65,66
後頭下神経　186
後頭骨　17,18
後半規管　206
後腹膜器官　101
咬　筋　20
虹　彩　200,201,204
骨小柱　13
喉　頭　115
　　──筋　115,182
　　──腔　116
　　──隆起　115
硬口蓋　89
硬　膜　160
硬膜静脈洞　70,160
膠原線維　6
黒　質　169
骨　13
　　──の発生　14
骨芽細胞　14
骨格筋　9,16
骨間筋　38
骨口蓋　17
骨　質　8
骨　髄　9
骨粗鬆症　150
骨　端　8

　　──線　14
　　──軟骨　14
骨半規管　205
骨　盤　39,40
骨盤内臓神経　194
骨　膜　13,14
骨迷路　204,205
骨　梁　13
混合神経　176

さ

サイロカルシトニン　144
サイロキシン　146,147
左胃動脈　63,64
左鎖骨下動脈　62
左心室　58,59
左心房　59
左総頚動脈　62
嗄　声　194
鎖　骨　28
鎖骨下リンパ本幹　74
鎖骨上神経　184
坐骨神経　185,188〜190
肺静脈　118
細　胞　2
　　──内小器官　2
　　──分裂　3
細胞質　2
細網組織　7
細網内皮系細胞　79
最高血圧　85
最低血圧　85
臍静脈　75
臍　帯　75
臍動脈　75
　　──索　75
臍傍静脈　73
臍　輪　28

索　引

三角筋　32,33,185
　　──胸筋溝　33
三角骨　29
三角靱帯　44
三叉神経　176,178～180
　　──節　178
三尖弁　58,83
三大栄養素　108
散　瞳　195,204
酸素化ヘモグロビン　79

し

シナプス伝達　162
シュレム管　200
シュワン細胞　11
シュワン鞘　11
ショパール関節　45
子　宮　137
　　──円索　42,137
　　──外膜　138
　　──筋　138
　　──底　137
　　──内膜　138
　　──壁　138
四丘体　169
矢状静脈洞　70
矢状縫合　18
糸球体　126
　　──嚢　126
　　──傍細胞　127
糸粒体　2
刺激伝導系　60
指節間関節　32
脂　質　108
脂　腺　198
脂肪被膜　125
視覚器　200
視覚野　166,202

視交叉　177
視細胞　201
視　床　168
視床下部　168,209
　　──ホルモン　140,146
視床皮質路　174
視神経　176
　　──円板　201
　　──管　66,179
　　──乳頭　201
篩　骨　17
耳下腺　90
　　──管　90
　　──神経叢　179
　　──乳頭　90
耳　介　204
耳　管　205
　　──咽頭口　90,114,205
　　──鼓室口　205
　　──扁桃　91,114,115
耳小骨　205
自由下肢骨　38
自由細胞　6
自由神経終末　199
自由ヒモ　95
自律神経系　191
茸状乳頭　207
色　覚　203
軸　索　11,192
軸　椎　21
舌　90
失　禁　191
室間孔　170
膝窩静脈　71
膝窩動脈　68
膝蓋腱反射　48,196
膝蓋骨　40
膝蓋靱帯　40

膝関節　43,44
車軸関節　19
射精管　129
斜角筋隙　20
尺骨神経　187
　　──溝　187
尺骨動脈　67
尺側手根屈筋　36
　　──腱　67
尺側手根伸筋　37
尺側皮静脈　71
尺　骨　29
　　──神経溝　29
手関節　31
手根間関節　32
手根管　32
手根骨　29
手根中手関節　32
手背静脈網　71
種子骨　40
受容器　199
樹状突起　11
舟状骨　29,41
終動脈　56,57
終　脳　165
　　──核　167
集合リンパ小節　94
十二指腸　93,94,101
重層円柱上皮　5
重層扁平上皮　5,197
縦　隔　91,119,120
宿　塊　105
縮　瞳　195,196,204
女性ホルモン　155
鋤　骨　17
小円筋　33,185
小汗腺　198,199
小後頭神経　184

218

索引

小骨盤　39
　　──腔　40
小指球筋　37
小指伸筋　37
小十二指腸乳頭　93
小循環　55
小食細胞　77
小泉門　18
小唾液腺　90
小　腸　93,94,104〜106,109
小殿筋　47
小伏在静脈　71
小胞体　2
小葉間静脈　73
小菱形骨　29
松果体　157
　　──ホルモン　157
消化　107
消化管の蠕動運動　103
消化作用　107
掌側手根靱帯　67
硝子軟骨　8
漿　膜　119
漿膜性心膜　61
踵　骨　41
踵骨腱　53
上顎骨　17
上顎神経　178
上眼窩裂　18,179
上　丘　169
上行結腸　95
上行性伝導路　173
上行大動脈　62
上喉頭神経　182
上肢帯骨　28
上斜筋　178
上神経幹　184

上側頭回　166
上大静脈　69,71,72
上腸間膜動脈　63,64
上跳躍関節　44
上殿神経　185,189
上殿皮神経　186
上皮小体　144
　　──ホルモン　144,145
上皮組織　4
上腕筋　34
上腕骨顆　29
上腕三頭筋　35
上腕静脈　70,71
上腕動脈　67
上腕二頭筋　34
条件反射　103,105
常染色体　3
静脈管　76
静脈管索裂　97
静脈血　55
静脈洞交会　70
静脈弁　56
食作用　77
食　道　91
　　──壁　92
　　──裂孔　27,91,182
食欲中枢　170
植物神経系　191
触　覚　199
心　音　84
心外膜　61
心　筋　9,10,16,82,192
心周期　84
心　尖　57
心尖拍動　57
心　臓　57
心臓運動中枢　86
心電図　85

心拍出量　83
心拍数　83
心　膜　61
神経下垂体　140
神経核　164
神経系　11
神経細胞　11,161
神経鞘　11
神経節　164
神経線維　161
　　──の伝導速度　161,162
真　皮　197
真　肋　24
深胸筋　121
深指屈筋　36
深腓骨神経　51
深掌動脈弓　67
深鼠径輪　28,42
深腓骨神経　190
仁　3
靱帯結合　15
腎　盂　127
腎筋膜　125
腎血流量　130
腎小体　126
腎上体　148
腎静脈　69
腎錐体　126
腎　臓　102,125,126,129
腎動脈　64
腎　杯　127
腎　盤　127
腎　門　64

す

スカルパ三角　51
スターリングの法則　82
ステアプシン　108

索引

ステロイドホルモン 139, 149
水解小体 2
水晶体 201〜203
膵液 100,106,108
膵管 94,99
膵臓 12,99,100,102, 153
膵島 100,153
膵頭 99
膵尾 99
膵リパーゼ 108
錐状体視細胞 201,203
錐体交叉 174
錐体前索路 174,175
錐体路 170,174
錐体外路 175
錐体側索路 174,175
錘内筋線維 163
随意筋 16
髄核 22
髄鞘 11
髄膜 160

せ

セクレチン 106,109
セメント質 89
セルトリ細胞 133,155
正染色質 3
正中神経 36,187
生理的狭窄部 91
成熟卵胞 135,136,156
成長ホルモン 141
声帯 115
　――筋 182
　――ヒダ 115,116
声門 116
　――裂 116

性周期 138
性染色体 3
性腺刺激ホルモン 141, 142
性ホルモン 155
星状大食細胞 98
精管 134
精細触覚 173
精索 42
精子 133
精神性発汗 210
精祖細胞 133
精巣 133
　――上皮 133
　――動脈 68
　――ホルモン 155
精嚢 134
赤芽球 79
赤核 169
赤筋 16
　――線維 16
赤色骨髄 9
赤体 136
赤脾髄 75
脊髄 159,164,172,183
脊髄後角 172
脊髄硬膜 160
脊髄神経 22,159,183, 185,186
　――節 172
　――叢 185
脊髄前角 172
脊髄反射 195
脊柱 21
　――管 22
　――起立筋 25
切歯 89
赤血球 79,80

舌咽神経 176,180,181, 208
舌下小丘 90
舌下神経 176,183
舌筋 183
舌骨 17
舌神経 180
舌扁桃 91,115
仙骨 22,39,40
仙骨神経 159,194
　――叢 185,189
仙髄 193,195
仙腸関節 41
仙椎 22
前脛骨筋 51
　――腱 51
浅指屈筋 36
　――腱 67
浅掌動脈弓 67
浅鼠径輪 28,42
浅側頭動脈 65
浅頭筋 179
浅背筋 34
浅腓骨神経 190
染色体 3
腺性下垂体 140
腺房 6
線維軟骨 8
線条体 168,175
全血液量 77
全肺気量 122
前角 172
前鋸筋 26
前脛骨動脈 69
前交通動脈 65,66
前索 172
前十字靱帯 43
前縦靱帯 23

索 引

前赤芽球　79
前脊髄視床路　173
前大脳動脈　65,66
前庭神経　180
前庭ヒダ　116
前頭橋路　174
前頭骨　17,18
前半規管　206
前立腺　129,134
蠕動運動　103,104,106

そ

ソマトスタチン　100,154
ソマトトロピン　141
咀　嚼　104
　——運動　19,20
　——筋　20,178
組　織　4
粗大触圧覚　173
粗面小胞体　2
疎性結合組織　7
鼠径管　28,42,134
鼠径溝　1
鼠径靱帯　28,41,51
爪　根　198
爪　床　198
爪　体　198
双子筋　46
僧帽筋　25,34
僧帽弁　58,83
総肝管　99
総肝動脈　63,64
総頸動脈　20,66
〔総〕指伸筋　37
総蠕動　105
総胆管　94,99
　——括約筋　94
総腸骨動脈　68

総腓骨神経　49,52,189,190
造血器官　9
象牙細管　89
象牙質　89
足根骨　41
足根中足関節　45
足底筋　53
足背筋　53
足背静脈網　71
足背動脈　69
側　角　172
側　索　172
側頭筋　20
側頭骨　17,114
側脳室　170

た

ダグラス窩　100
田原結節　60,61,82
多軸性関節　30
多　尿　130
多列円柱線毛上皮　116
唾　液　104,105,107
　——腺　90
　——の分泌　103,105
楕円関節　16,19
体温調節中枢　170,209
体　温　210
体細胞分裂　4
体循環　55
体性感覚野　166
対光反射　196
　——中枢　169
胎児循環　75
大円筋　33
大汗腺　199
大臼歯　89

大胸筋　26
大後頭神経　186
大骨盤　39
大坐骨孔　46,189
大十二指腸乳頭　93
大循環　55
大静脈孔　27,69
大静脈溝　97
大泉門　18
大唾液腺　90
大腿筋膜張筋　47
大腿骨　40
大腿骨頭靱帯　42
大腿三角　51
大腿四頭筋　48,196
大腿静脈　42,71
大腿神経　185,188
大腿直筋　48
大腿動脈　42,68
大腿内転筋群　48
大腿二頭筋　49,50
大腿方形筋　46
大　腸　95
大転子　40
大殿筋　46
大動脈　61
　——弓　62
　——洞　59
　——裂孔　27,74
大内臓神経　193
大内転筋腱　48
大脳核　167
大脳基底核　167
大脳脚　169,174
大脳縦裂　66
大脳静脈　70
大脳髄質　165
大脳動脈輪　62,65

221

大脳半球　165
大脳皮質　165
大伏在静脈　71
大網ヒモ　95
大菱形骨　29
第二次性徴　155, 156
第1心音　84
第2心音　84
第3後頭神経　186
第3脳室　170
第4脳室　170, 171
単関節筋　48
単層円柱上皮　4
単層円柱線毛上皮　5
単層扁平上皮　4
単層立方上皮　4, 5
胆　汁　96, 99, 110, 111
胆汁酸　111
　　──塩　111
胆汁色素　111
胆膵管　94
胆　道　99
胆　嚢　96, 99
　　──窩　97
　　──管　99
淡蒼球　175
淡明層　197
蛋白質　107, 108
　　──分解酵素　109
短橈側手根伸筋　37
短腓骨筋　52
男性ホルモン　155
弾性組織　7
弾性軟骨　8

ち

知覚性神経線維　176
恥骨下角　40

置換骨　14
蓄　尿　131
中間楔状骨　41
中間質　172
中好性白血球　77
中　耳　114, 204
中心後回　166
中心小体　3
中心前回　166
中心乳ビ管　94
中神経幹　184
中枢神経系　159
中大脳動脈　65, 66
中殿筋　47
中殿皮神経　186
中　脳　164, 169
中脳蓋　169
中脳水道　170
中胚葉　12
中鼻道　114
虫　垂　95
虫様筋　38
肘関節　30
肘　筋　35
肘正中皮静脈　71
長　骨　14
長指伸筋腱　51
長掌筋　36
長内転筋　51
長腓骨筋　52
長母指伸筋腱　51
鳥距溝　202
腸間膜　95, 101
　　──小腸　93, 101
　　──動脈　72
腸骨下腹神経　185, 188
腸骨鼠径神経　185, 188
腸骨大腿靱帯　42

腸絨毛　94
腸腰筋　45, 46
腸リンパ本幹　74
跳躍伝導　161, 163
蝶形骨　17
蝶番関節　15
聴　覚　180, 204〜206
聴覚中枢　167
聴覚野　167
長橈側手根伸筋　37
直静脈洞　70
直　腸　95, 96
直腸温　210
直腸子宮窩　100
直腸神経　191
直腸膀胱窩　100

つ

ツチ骨　205
椎間円板　8, 22
椎間孔　22, 183
椎　骨　21
椎骨動脈　62, 65, 66, 84
痛　覚　199, 200
爪　198

て

テストステロン　155
テタニー　145
デヒドロエピアンドロステロン　149
でん粉　107
転子間線　42
伝達RNA　3
伝　導　161
伝導路　165
電解質コルチコイド　149, 150

と

トリプシン 108
トリヨードサイロニン 146
トルコ鞍 17,140
トレンデレンブルグ歩行 47
トロンビン 81
ドーパミン 151
兎眼 194
投射線維 165
豆状骨 29
等尺性収縮 16
橈骨 29
橈骨茎状突起 67
橈骨手根関節 31,32
橈骨神経 29,35,187
　――溝 29,187
橈骨動脈 67
橈尺関節 29
橈側手根屈筋 35
　――腱 67
橈側皮静脈 71
糖質 108
糖質コルチコイド 149,150
頭蓋 17
頭頂骨 17,18
洞房結節 60,82
洞様毛細血管 98
動眼神経 18,176～178
　――副核 193
動静脈吻合 56
動脈管 76
動脈血 55
動脈弁 58,83
導管 6
導出静脈 70
瞳孔括約筋 177,193,201,204
瞳孔散大筋 192,201,204
瞳孔の調整 203
特殊内臓遠心性線維 181
特殊内臓求心性線維 181
独立脂腺 198

な

内眼筋 178
内頸動脈 20,65,66,84
　――神経叢 192
内呼吸 123
内肛門括約筋 96
内耳 204,205
内耳神経 176,180
内舌筋 90
内臓筋 10
内側楔状骨 41
内側膝状体 168
内側神経束 184,187
内側毛帯 173
内側翼突筋 20
内腸骨動脈 68
内転筋管 50,68
内転筋腱裂孔 48
内尿道括約筋 131
内胚葉 12
内腹斜筋 28
内包 168,174
内肋間筋 26,121
軟口蓋 89
軟骨細胞 8
軟骨組織 8
軟膜 160

に

ニューロン 11,161
二尖弁 58
乳白歯 89
乳歯 89
乳汁 141
乳腺 12
　――刺激ホルモン 141
乳ビ槽 74
尿管 12,127,131
　――極 126
　――壁 128
尿細管 126,127,130
尿失禁 130
尿生殖隔膜 129
尿素 110
尿道 129
尿道海綿体 129,134,135
尿道括約筋 129
尿閉 130
尿崩症 143

ね

ネフロン 126
粘液水腫 147

の

ノルアドレナリン 149,151～153,162
ノルエピネフリン 151
脳 159
脳回 165
脳幹 164,193
　――反射 196
脳硬膜 160
脳溝 165
脳砂 157

索引

脳　室　170
脳循環　84
脳神経　176
脳脊髄液　170, 171
脳底動脈　65, 66
脳頭蓋　17
脳　梁　165

は

ハバース管　13
ハバース層板　13
ハムストリングス　50
バイエル板　94
バセドウ病　147
バゾプレッシン　141〜143
パラソルモン　139, 144
パンクレオザイミン　110
肺　117, 118
肺活量　122
肺胸膜　119
肺循環　55
肺静脈　55
肺　尖　118
肺動脈　55, 118
肺　胞　118
　──気　123
肺迷走神経反射　124
胚芽層　197
排　尿　131, 193
　──中枢　195
　──反射　131
排　卵　135, 136
白　筋　16
　──線維　16
白交通枝　183, 192
白　質　163, 164
白　線　28
白　体　136

白脾髄　75
薄　筋　48
白血球　80
発　汗　209
　──中枢　170
反回神経　115, 182, 194
半奇静脈　72
半規管　206
半月神経節　178
半月ヒダ　95
半月弁　58
半腱様筋　49, 50
半膜様筋　49, 50
板間静脈　70
板状筋　25

ひ

ヒス束　60
ヒラメ筋　52
皮下組織　197
皮　筋　19
皮質核路　174
皮質脊髄路　174
皮　膚　197
　──感覚　199
　──構造　197
　──腺　198
被　殻　168
脾静脈　73
脾　臓　74, 75
脾動脈　63, 64, 72
脾　門　64
腓　骨　41
腓腹筋　52, 53
尾　骨　39
尾骨神経　159
　──叢　191
尾条核　168

尾　椎　21
鼻咽道　113
鼻　腔　113
鼻　骨　17
鼻中隔　113
鼻涙管　113
表情筋　19, 179
表　皮　197
頻　尿　130

ふ

ファーター乳頭　93, 94, 99
ファーター・パチニ小体　199
フィブリノゲン　78, 81, 110
ブローカ中枢　167
プチアリン　104, 107
プルキンエ線維　60
プロゲステロン　155, 156
プロテアーゼ　108
プロテオース　107
プロトロンビン　110
プロラクチン　141
不感蒸散　210
不随意筋　10, 16
付加骨　14
浮遊肋　24
伏在裂孔　71
副眼器　202
副甲状腺　144
副交感神経系　191
副交感神経節　193
副交感神経線維　176
副交感神経の興奮　86
副交感神経の節前線維　193
副神経　20, 176, 182

224

副　腎　148
副腎アンドロゲン　149
副腎髄質　148,149
　　──ホルモン　151
副腎皮質　149
　　──刺激ホルモン　141,142
　　──ホルモン　149
副半奇静脈　72
副鼻腔　18,114
腹横筋　28
腹腔神経節　193
腹腔動脈　63,72
腹式呼吸　27,120
腹大動脈　63,64,68
腹直筋　28
腹壁筋　196
腹壁反射　196
腹　膜　100
　　──腔　101
　　──後器官　101
　　──垂　95
複関節　30
輻輳反射　196
振子動動　104
噴　門　91,92
分　解　108
分時拍出量　84
分節運動　104

へ

ヘーリング・ブロイエル反射　124
ヘシュル回　167
ヘマトクリット値　80
ヘモグロビン　77,79,80
　　──量　80
ヘンレのワナ　126

ベル・マジャンディの法則　183
ペースメーカー　82
ペプシノゲン　106,107
　　──分泌細胞　106
ペプシン　107,109
ペプトン　107
平滑筋　9,10
平均心拍数　83
平衡覚　180,205,206
平衡砂膜　206
平衡聴覚器　204
平衡斑　206
閉眼運動　194
閉鎖管　38,189
閉鎖孔　38
閉鎖神経　48,185,188,189
壁側胸膜　119
扁桃体　168
弁尖　58

ほ

ホルモン　139
ボウマン嚢　126
ボタロー管　76
ポリペプチド型ホルモン　139
補助呼気筋　28
母指内転筋　37
方形回内筋　36
放　射　211
胞状腺　6
縫工筋　47,51
房室結節　60,61,82
房室束　60
房室弁　58,83
房状腺　6
傍小胞細胞　144

膀　胱　127,128
　　──括約筋　128,131
　　──三角　128
　　──子宮窩　100
　　──神経節　193
　　──の容量　131
　　──壁　128

ま

マイスネル触覚小体　199
マジャンディ孔　171
マルターゼ　109
マルピギー小体　126
膜性骨化　14
膜半規管　205,206
膜迷路　204〜206
末梢神経　159
末端肥大症　142

み

ミエリン鞘　11
ミオシン細糸　10
ミトコンドリア　2
味　覚　179〜181,207,208
味覚器　207
味　蕾　207
右リンパ本幹　74
密性結合組織　7
脈　圧　86
脈拍の測定　67
脈絡膜　200

む

無漿膜野　97
無髄神経　11
　　──線維　163
無　尿　130

索 引

め

メラトニン　157
メラニン細胞刺激ホルモン　143
迷走神経　17,27,176,181,182,208

も

モンロー孔　170
毛　幹　198
毛　球　198
毛　根　198
毛細血管　56
毛　包　198
　──腺　198
毛様体　200,201
　──筋　201
　──小帯　201,202
盲　腸　95,104
盲　斑　201
網　膜　177,200
網膜中心窩　201,203
網膜中心動脈　66
門　脈　72,73,98,99

や

ヤコビー線　39

ゆ

有郭乳頭　207
有鈎骨　29
有髄神経　11,161
　──線維　163
有線領　202
有頭骨　29
幽　門　92
幽門括約筋　93

遊走腎　125

よ

ヨドプシン　203
予備呼気量　122
葉状乳頭　207
腰神経　159
　──叢　185,188
腰　髄　191
腰　椎　22,23
腰リンパ本幹　74

ら

ライソソーム　2
ライディッヒ細胞　133,155
ラクターゼ　109
ラセン関節　15
ラセン器　180,205,206
ラムダ〔状〕縫合　18
ランゲルハンス島　100,153,154
ランゲル皮膚裂向　197
ランビエ絞輪　161,163
卵円孔　76
卵　管　136
　──采　136
　──膨大部　137
卵形嚢　205,206
卵細胞　135
卵　子　135,136
卵　巣　135
　──周期　136,138
　──動脈　68
　──ホルモン　155
卵　胞　135

り

リスフラン関節　45
リパーゼ　108,109
リボ核酸　3
リボソーム　2
リンパ咽頭輪　91,115
リンパ本幹　74
梨状筋　46,185
　──下孔　46,189,191
　──上孔　46,189
立方骨　41
立毛筋　198
隆　椎　1,21
菱形筋　34
菱　脳　171
輪状軟骨　115
輪状ヒダ　94

る

ルシュカ孔　171
ルテイン細胞　135
涙　骨　17

れ

レニン　127,129
連合線維　165

ろ

ロドプシン　203
濾胞細胞　146
濾胞傍細胞　144
漏　斗　169
肋横突関節　24
肋下神経　188
肋間神経　188
肋　骨　24
肋骨頭関節　24

索引

わ

ワルダイエル咽頭輪　91, 115

腕尺関節　31
腕神経叢　184
腕橈骨筋　37
　――腱　67

腕頭静脈　69
腕頭動脈　62

【編著者略歴】

石橋 治雄(いしばし はるお)
1936年1月9日生
医学博士
解剖学・比較神経学
帝京大学医学部・名誉教授
敬心学園臨床福祉専門学校・理学療法・柔道整復学科
元柔道整復師国家試験・出題基準委員会委員
元あん摩マッサージ指圧師・はり師・きゅう師国家試験委員
元愛媛女子短期大学・客員教授
元北豊島医療専門学校・参事
元神奈川柔道整復専門学校・名誉校長
著書 「新訂やさしい生理」(医歯薬出版)など多数.

● ○×問題でマスター　解剖生理　　　ISBN 978-4-263-24191-2

2003年 7 月10日　第1版第 1 刷発行
2008年 6 月10日　第1版第 6 刷(増補)発行
2013年 1 月10日　第1版第10刷発行

編著者　石橋治雄
発行者　大畑秀穂
発行所　医歯薬出版株式会社

〒113-8612 東京都文京区本駒込1-7-10
TEL．(03)5395-7641(編集)・7616(販売)
FAX．(03)5395-7624(編集)・8563(販売)
http://www.ishiyaku.co.jp/
郵便振替番号　00190-5-13816

乱丁，落丁の際はお取り替えいたします　　　印刷・壮光舎印刷／製本・明光社
Ⓒ Ishiyaku Publishers, Inc., 2003. Printed in Japan

本書の複製権・翻訳権・翻案権・上映権・譲渡権・貸与権・公衆送信権(送信可能化権を含む)・口述権は，医歯薬出版(株)が保有します．
本書を無断で複製する行為(コピー，スキャン，デジタルデータ化など)は，「私的使用のための複製」などの著作権法上の限られた例外を除き禁じられています．また私的使用に該当する場合であっても，請負業者等の第三者に依頼し上記の行為を行うことは違法となります．

JCOPY ＜(社)出版者著作権管理機構 委託出版物＞
本書を複写される場合は，そのつど事前に(社)出版者著作権管理機構(電話03-3513-6969，FAX 03-3513-6979，e-mail：info@jcopy.or.jp)の許諾を得てください．